Rejuvenezca y viva más tiempo

Rejuvenezca y viva más tiempo

Deepak Chopra, M.D.
& David Simon, M.D.

Traducción
Adriana de Hassan

GRUPO
EDITORIAL
norma

Bogotá, Barcelona, Buenos Aires, Caracas, Guatemala,
México, Miami, Panamá, Quito, San José, San Juan,
San Salvador, Santiago de Chile, Santo Domingo

Chopra, Deepak
    Rejuvenezca y viva más tiempo / Deepak Chopra y David Simon;
traducción de Adriana de Hassan. — Bogotá : Editorial Norma, 2002.
    288 p. ; 23 cm.
    Título original : Grow younger, live longer.
    ISBN 958-04-6459-6
    1. Envejecimiento - Prevención 2. Longevidad 3. Salud I. Hassan, Adriana
de, tr. II. Simon, David, 1951-   III. Tít.
613 cd 19 ed.
AHJ2506

        CEP-Banco de la República-Biblioteca Luis-Angel Arango

La información presentada en este libro pretende ayudarle a mejorar su bienestar integral. No sustituye el cuidado médico especializado. Si usted presenta alguna condición médica específica, por favor consulte con su médico antes de
introducir algún cambio en su estilo de vida.

Título original en inglés:
GROW YOUNGER, LIVE LONGER
10 Steps to Reserve Aging
de Deepak Chopra, M.D. & David Simon, M.D.
Publicado por Harmony Books, miembro
de The Crown Publishing Group, Nueva York.
Copyright © 2001 por Deepak Chopra y David Simon.

Edición, Adriana Delgado y Nancy de Ujfalussy
Diseño de cubierta, adaptación del original de Jennifer O'Connor
Foto de cubierta, Jeremiah Sullivan
Armada electrónica, Julio Vanoy

Este libro se compuso en caracteres Bembo

ISBN 958-04-6459-6

Contenido

Introducción

En 1993 salió a la luz la primera edición de *Ageless Body, Timeless Mind: The Quantum Alternative to Growing Old*. El mensaje central del libro era que el cuerpo humano no es una máquina biológica sujeta al deterioro constante e implacable causado por el correr de los años. Los seres humanos realmente somos unas redes magníficamente organizadas de energía, información e inteligencia en permanente intercambio dinámico con el medio ambiente, totalmente capaces de transformarnos y renovarnos. Desde que se publicara *Ageless Body, Timeless Mind*, miles de pacientes del Centro Chopra para el Bienestar han experimentado cambios profundos en su estilo de vida aplicando los principios presentados en dicho libro, del cual se han hecho hasta la fecha once reimpresiones. De acuerdo con muchos lectores y críticos literarios, *Ageless Body, Timeless Mind* sigue siendo un enfoque clásico para revertir los efectos de la edad con base en el trabajo de la conciencia.

Rejuvenezca y viva más tiempo: diez pasos para revertir el envejecimiento amplía ese enfoque basado en la conciencia e incluye diez pasos prácticos para formar hábitos y permitirle devolver su biostato (su edad biológica o funcional) hasta quince años con respecto a su edad cronológica. Hemos elaborado este libro en un formato sencillo y práctico con el propósito deliberado de que usted pueda comenzar a poner en práctica estos pasos inmediatamente. Cuando incorpore estas nociones y prácticas en su estilo de vida, notará que su bienestar físico y emocional mejorará inmediatamente. A medida que comience a revertir su edad biológica, recuperará la capacidad para aprovechar su fuente interna de energía, creatividad y vitalidad inagotables. Se sentirá más joven y también funcionará como una persona mucho más joven.

Nuestra generación ha sido elogiada por su voluntad de cuestionar los supuestos prevalecientes de la sociedad. En lugar de considerar la segunda mitad de la vida como una época de deterioro progresivo de la mente y del cuerpo, vemos en el envejecimiento la oportunidad de adquirir mayor sabiduría, amor, creatividad, sentido de la vida, alegría y mayor capacidad física y mental. Cada vez es mayor el número de personas que viven hasta los ochenta, noventa y más años con un cuerpo sano y una mente lúcida.

El objetivo de este libro es convertirse en un manual para la renovación. Para cada uno de los diez pasos presentamos tres recomendaciones muy prácticas. Instamos al lector a que cada semana ponga en práctica estos pasos para que al cabo de diez semanas esté aprovechando al máximo todos los recursos que tiene a su disposición. Aunque tomar conciencia es el primer paso esencial para cualquier transformación, infortunadamente no le bastará con *leer* este libro para comenzar a revertir el proceso de envejecimiento. Tendrá que *ejecutar* las recomendaciones todos los días a fin de cosechar los beneficios de este programa.

Los lectores familiarizados con nuestros libros anteriores podrían preguntarse si realmente es importante revertir el envejecimiento. Si, como hemos afirmado frecuentemente, somos almas inmortales en una autopista cósmica eterna sin principio ni fin y si nuestra naturaleza esencial es una realidad trascendental que escapa a las leyes del mundo material, ¿realmente es importante rejuvenecer y vivir más tiempo? ¿Por qué interesarnos por mantener una apariencia juvenil durante mucho tiempo? ¿Es acaso sólo cuestión de vanidad? ¿No nos apartará de nuestro verdadero ser?

Para quienes tienen estas inquietudes, nuestra respuesta es que, en la realidad profunda, todo es juego. La vida es un juego cósmico de las escondidas en el cual nos perdemos para luego encontrarnos. En el fondo todos somos miembros del mismo ser y no importa si somos jóvenes o viejos, malos o buenos, pecadores o santos. El verdadero propósito del libro es recordarle a usted, el lector, que esta realidad profunda, el ámbito de la potencialidad, del espíritu, es la esencia de su verdadero ser. Revertir el envejecimiento y rejuvenecer es parte de la posibilidad. Es usted quien decide si desea activar esta opción y poner en marcha esta posibilidad.

Creemos que nuestro propósito primordial aquí es buscar el potencial espiritual puro que está a disposición de todos nosotros. Como seres humanos, los vehículos que utilizamos para explorar nuestro potencial espiritual son el cuerpo, el sistema nervioso y la mente. Por consiguiente, creemos que vale la pena prestar atención al funcionamiento óptimo de nuestro cuerpo/mente a fin de poder buscar nuestra verdadera naturaleza de seres espirituales.

Experimentar la vida a través de un sistema nervioso humano es un don milagroso de la creación. Somos benditos entre las especies porque podemos cambiar nuestras percepciones, interpretaciones y expectativas de la vida y transformar así nuestra realidad. El resultado de cambiar nuestras percepciones y actuar de manera nueva es que podemos crear literalmente un cuerpo físico diferente. Tal como nos lo dice una expresión del sistema antiguo de sanación ayurvédico, "Para conocer las experiencias pasadas de una persona, es preciso examinar su cuerpo hoy. Para conocer el cuerpo que tendrá una persona en el futuro, es preciso examinar sus experiencias hoy".

La base de esos principios y de este libro es que todos los impulsos de la experiencia se transforman en química y electricidad en su cuerpo. Con cada pensamiento, sensación y sentimiento que usted experimenta, su sistema nervioso sufre cambios fisiológicos sutiles, generando mensajeros químicos que regulan su cuerpo. Estos comunicadores bioquímicos moldean constantemente las moléculas de las que están hechos los tejidos, los órganos y las células.

La medicina del cuerpo/mente afirma que usted puede ejercer una influencia sobre su salud y su bienestar a través de las decisiones que tome. La mente y el cuerpo están tan íntimamente entretejidos, que un cambio en uno influye inmediatamente sobre el otro. Nuestra experiencia personal y profesional en el Centro Chopra nos permite afirmar con seguridad que si usted aplica los principios y las prácticas que ofrecemos a través de este programa, podrá mejorar su forma de pensar y de sentir. Usted tiene la capacidad de revertir su envejecimiento, y en este libro encontrará las herramientas para hacerlo. Le damos la bienvenida a este viaje hacia la renovación y esperamos recibir noticias acerca de su éxito.

Cómo usar este libro

El envejecimiento humano es reversible. Lea este libro por lo menos dos veces y cerciórese de que ha comprendido todos los principios. Si hay algo que no le quede claro, envíe un mensaje de correo electrónico a younger@chopra.com. Cuando tenga la seguridad de haber comprendido la esencia del libro, fije una fecha para iniciar su programa de diez pasos. El programa debe ser una rutina para diez semanas. Le sorprenderán los resultados.

Diez semanas es el tiempo que se necesita para crear un hábito. Felicitaciones. Está usted a punto de iniciar el camino hacia un hábito que lo hará verse, sentirse y ser joven durante toda la vida.

1

Libérese de las cadenas del condicionamiento

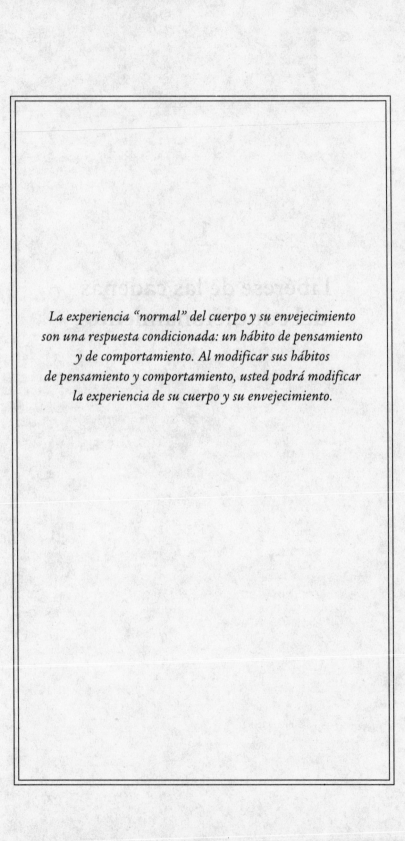

*La experiencia "normal" del cuerpo y su envejecimiento
son una respuesta condicionada: un hábito de pensamiento
y de comportamiento. Al modificar sus hábitos
de pensamiento y comportamiento, usted podrá modificar
la experiencia de su cuerpo y su envejecimiento.*

Usted ha estado viviendo en una cárcel de muros invisibles porque los confines de su ser se derivan enteramente de los hábitos y el condicionamiento de su mente. Si desea comprometerse con el proceso de rejuvenecer, debe liberarse de estas cadenas del condicionamiento. No es su culpa tener que vivir con limitaciones innecesarias. Si se amarra por la pata a un cachorro de elefante a una estaca clavada en el suelo, éste aprenderá a moverse dentro de unos límites muy estrechos. Años después, convertido en un adulto poderoso, siempre que se le amarre a la estaca se quedará dentro de los confines marcados por el lazo, pese a tener la fuerza suficiente para arrancar todo un árbol. Esto se debe a que ha sido condicionado para aceptar las limitaciones impuestas.

Asimismo, la mayoría de las personas piensan y actúan dentro de las limitaciones estrechas de lo que se les ha enseñado desde la infancia, sin cuestionar los supuestos básicos sobre los cuales han estructurado su visión del mundo. Para vivir una vida más sana, plena y creativa, usted debe reconocer que la mayoría de las cosas que considera ciertas se originan en unos hábitos de pensamiento. Todos nacemos en medio de una conversación establecida sobre el mundo. Tan pronto como podemos hablar, entramos a participar en la conversación, reforzando con nuestros pensamientos y actos los patrones de pensamiento y de comportamiento que nos rodean. Esto es indudable en lo que se refiere a la forma de ver nuestro cuerpo y su envejecimiento.

Hasta hace poco, pocas personas cuestionaban el supuesto de que el envejecimiento es irreversible y, por esta razón, los seres humanos hemos reforzado durante generaciones la idea habitual de que envejecer implica un deterioro de la capacidad física y mental. Ha llegado la hora de cambiar nuestros hábitos de pensamiento y comportamiento y alterar la forma como experimentamos nuestro cuerpo y su proceso de envejecimiento.

Las posibilidades cuánticas

Basados en la sabiduría de las tradiciones orientales, los descubrimientos asombrosos de la física cuántica moderna y en nuestra propia experiencia personal y profesional, lo invitamos a cambiar su forma de pensar y experimentar el mundo y su cuerpo. A pesar de que estas ideas podrían parecerle muy radicales en un comienzo, lo instamos a que ensaye los enfoques prácticos que le ofrecemos y experimente personalmente la forma como este programa puede revitalizar su mente y su cuerpo.

Desde el punto de vista de la física cuántica, la realidad es un lugar mágico y misterioso. Aunque en el plano físico de la vida diaria predominan el tiempo y el espacio, y la entropía, el deterioro y el envejecimiento son parte del devenir normal, nada de esto caracteriza la realidad cuántica. El reino cuántico es el manantial de la potencialidad pura del cual brota la materia prima del cuerpo, la mente y el universo físico. El reino cuántico es el útero de la creación, el mundo invisible donde se diseña y ensambla lo visible. Podemos resumir los principios de la física cuántica en cinco puntos principales:

1. En el reino cuántico no hay objetos fijos, solamente posibilidades.

2. En el reino cuántico todo está entretejido inseparablemente.

3. Los saltos cuánticos son una característica del reino cuántico. Un salto cuántico es la capacidad de pasar de un lugar en el espacio o el tiempo a otro, sin tener que pasar por ningún otro lugar o tiempo.

4. Una de las leyes del reino cuántico es el principio de la incertidumbre, según el cual un suceso es una partícula (materia) y a la vez una onda (energía). Es su intención la que le permite ver una partícula o una onda.

5. En el reino cuántico se necesita un observador para crear un suceso. Antes de que alguien observe una partícula subatómica, ésta existe solamente en forma virtual; todos los sucesos son virtuales hasta cuando son observados.

Su propio sistema cuerpo/mente es también expresión del mismo campo cuántico subyacente a todo el universo. Por consiguiente, usted puede aplicar estos principios cuánticos a la forma como ve su cuerpo y su envejecimiento. Expresados en términos de su biología, los principios serían los siguientes:

1. Usted no es solamente un cuerpo físico con el cual se identifica por costumbre. Su estado esencial es un campo de posibilidades infinitas.

2. Su cuerpo forma un todo inseparable con el universo. Cuando está perfectamente sano e íntegro, usted se siente en estado de expansión. Se siente constreñido solamente cuando está en estado de molestia o malestar, el cual se deriva de una sensación de separación.

3. Usted tiene la capacidad de dar saltos cuánticos en su forma de percibir y de interpretar. Con estos saltos cuánticos usted puede alterar no solamente la experiencia del cuerpo físico sino su estructura misma. Su cuerpo físico es capaz de dar un salto cuántico de una edad biológica a otra sin tener que pasar por todas las demás edades intermedias.

4. Su cuerpo es a la vez material (como las partículas) e inmaterial (como las ondas). Usted puede optar por experimentar su cuerpo como físico o como una red de energía, transformación e inteligencia.

5. Antes de decidir sobre la edad biológica que desea experimentar, usted tiene dentro de sí todas las edades biológicas posibles. Es su prerrogativa decidir cuál edad desea tener.

Si escoge verse como una entidad física, separada de todo lo demás, descartará la probabilidad de revertir el proceso de envejecimiento. Si logra percibirse como un campo de posibilidades, íntimamente relacionado con todo lo demás, verá surgir nuevas oportunidades maravillosas. Anímese a utilizar estos pensamientos para desencadenar un cambio de paradigma en su conciencia. Con ese cambio llegará a comprender de manera totalmente diferente el sistema cuerpo/mente en el cual habita, el mundo que percibe y la esencia de su ser.

Al ver su cuerpo desde la perspectiva de la física cuántica dará paso a nuevas formas de comprender y experimentar el cuerpo y su envejecimiento. La esencia práctica de esta nueva noción es que los seres humanos pueden revertir su envejecimiento.

En el lenguaje del espíritu

Las tradiciones del conocimiento buscan comprender y explicar el funcionamiento del cosmos. La perspectiva de la física cuántica ofrece una forma fascinante de ver la vida, el cuerpo y el envejecimiento. Las tradiciones perennes de la sabiduría oriental permiten entrever unas nociones igualmente asombrosas sobre la naturaleza de la realidad. Como exploradores tanto de la ciencia moderna como de las tradiciones antiguas del conocimiento, nos entusiasma y nos inspira ver la correspondencia cada vez más estrecha entre estas perspectivas diferentes de la vida. Según el Ayurveda, la antigua tradición de sanación de la India, el envejecimiento es una ilusión porque ni la mente ni el cuerpo son el verdadero ser. Su naturaleza esencial, *lo que usted es realmente*, es el ámbito de la conciencia siempre presente que está más allá de los planos físico y mental. De este campo de conciencia emanan a la vez los pensamientos de su mente y las moléculas de su cuerpo. La base de la renovación emocional y física está en nutrirse de ese ámbito de conciencia donde el tiempo y el espacio no tienen significado alguno.

El hecho de acceder a este campo de potencialidad pura tiene consecuencias tanto espirituales como físicas. Cuando usted reconoce que su yo esencial es un ser sin espacio, relacionado inseparablemente con todo lo demás que existe en el cosmos, permite la entrada a su vida de mayor creatividad, significado y propósito. Si bien la forma de mejorar más profundamente la salud y revertir el envejecimiento es en últimas espiritual, no todo el mundo está dispuesto a aceptar ese enfoque. Una persona querrá perder peso, otra podrá necesitar ayuda para dejar de fumar, mientras que una tercera estará en busca de una relación amorosa más plena. Cada una de esas necesidades es importante por derecho propio, pero el hecho de asumir el enfoque espiritual abre la puerta a la evolución de la conciencia, haciendo posibles todas esas cosas y muchas más.

El enfoque espiritual significa que expandimos
nuestra conciencia incluso mientras mantenemos
la atención y la intención en el plano local.

La razón por la cual realizamos cualquier acción es porque esperamos conseguir satisfacción, realización y felicidad. Al acogernos al ámbito espiritual, fuente y objetivo de todos los deseos de la vida, creamos la posibilidad de conseguir satisfacción, felicidad y realización a pesar de las situaciones, las circunstancias y las personas cambiantes que nos rodean. Los afortunados que residen en este ámbito han logrado lo que ha dado en llamarse la iluminación.

Ver nuestras alternativas desde una perspectiva espiritual implica formular las preguntas fundamentales de la vida:

¿Quién soy yo? ¿Por qué estoy aquí? ¿Qué deseo realmente? ¿De qué manera puedo servir mejor a los demás? Aunque a primera vista estas preguntas pueden parecer irrelevantes para frenar el proceso de envejecimiento, en realidad son esenciales para la renovación. Al trasladar el punto interno de referencia del propio ser egocéntrico, cuyo sentido de lo que vale depende de la posición alcanzada y de las posesiones acumuladas, a la red de energía consciente, tejida con los hilos de la inteligencia universal, se produce un efecto profundo sobre la mente y el cuerpo. Cuando usted comprende claramente que la razón por la cual desea vivir hasta los cien años o más es poder expresar todo su potencial creador, *usted cambia su química y su fisiología.* Cuando identifica sus talentos singulares y se compromete a ponerlos al servicio de los demás, *usted fortalece su sistema inmune.* Cuando decide que hacer ejercicio con regularidad o preparar una comida balanceada es una experiencia placentera, *usted mejora la salud de su sistema circulatorio y reduce su presión arterial.* Sus percepciones, interpretaciones y expectativas influyen sobre todos los aspectos de su salud mental y física. Al modificar su perspectiva y tomar decisiones nuevas usted se hace a unas herramientas poderosas para cambiar su vida.

La ventana a la renovación

Una de las formas como se logran los grandes avances científicos es estudiando las situaciones, las circunstancias y los sucesos que constituyen la excepción a la forma como suelen suceder las cosas. Estos sucesos se llaman a veces anomalías o excepciones a la regla. La mayoría de los científicos hacen caso omiso de las anomalías, cuando en realidad son éstas las que deberíamos estudiar. Si algo rompe la regla, sin importar lo que sea, sin importar cuán infrecuente sea, sin importar cuán remota la probabilidad, significa el nacimiento de una nueva posibilidad. Y si aparece una posibilidad nueva, necesariamente debe haber un mecanismo. Aunque solamente una persona entre diez millones se cure de un cáncer o de SIDA, debemos prestar atención.

La mayoría de los científicos tienden a no prestar atención a sucesos poco frecuentes que no dejan huella sobre la visión prevaleciente del mundo. Pueden descartar una anomalía con el argumento de que es tan rara —una en diez millones— que no tiene objeto investigarla.

El punto es que no importa si algo sucede una sola vez en diez millones, porque si ha sucedido, aunque sea esa única vez, debe existir un mecanismo que lo explique. Y si hay un mecanismo, como científicos debemos tratar de conocerlo porque, una vez que lo comprendamos, quizás podamos reproducir el fenómeno.

Galileo, Copérnico, Newton y Einstein son ejemplos de científicos que cuestionaron los supuestos prevalecientes en su época y ampliaron su visión para abarcar fenómenos que antes nadie había tomado en cuenta. Éstos y otros científicos notables prestaron atención a las anomalías y trataron de comprender el mecanismo que las explicaba. Cuando algo no encaja dentro del paradigma, no encaja dentro de los patrones, no encaja dentro de la teoría, nos obliga a cuestionar el modelo que estamos utilizando. Nos mueve a ampliar o cambiar la teoría para incorporar la situación excepcional.

Un buen ejemplo de esto es el de un amigo nuestro a quien le diagnosticaron SIDA hace más de quince años. Estaba al borde de la muerte cuando optó por cambiar su vida. Comenzó a meditar, a consumir una dieta sana y se comprometió a eliminar las toxinas de su vida. Quince años después se siente perfectamente bien y tiene apenas unos niveles imperceptibles del VIH en la sangre. Cuando lo conocimos era una anomalía, pero ahora conocemos a muchos como él. Nuestra teoría de la conciencia predice que si logramos una masa crítica de personas que comparten una misma experiencia, ésta será verdad para todo el mundo.

Pensamos que estos mismos principios son válidos para el envejecimiento humano. Si miramos la historia reciente, vemos que el promedio de la esperanza de vida ha cambiado ostensiblemente. El promedio de vida de un ser humano durante el Imperio Romano era de veintiocho años. El promedio de vida de un ser humano nacido en el mundo occidental a principios del siglo veinte era de cuarenta y nueve años. Aunque en el pasado la elevada tasa de mortalidad infantil influía sobre la esperanza de vida, el segmento de mayor crecimiento de la población estadounidense en la actualidad es el de las personas mayores de noventa años.

La esperanza de vida de una niña nacida en los Estados Unidos hoy es un poco menos de ochenta años; un niño varón tiene una esperanza de vida de casi setenta y cuatro años. En la historia ha habido muchas personas que han vivido hasta edades muy avanzadas y han hecho contribuciones de gran importancia para la civilización. Leonardo da Vinci dibujaba bosquejos a los sesenta años; León Tolstoi escribía novelas a los setenta y Miguel Ángel continuaba esculpiendo a los ochenta. Winston Churchill, con su amor por los cigarros y el escocés, permaneció activo y productivo hasta su muerte a los noventa años. A medida que nuestra conciencia colectiva acoja la creencia de que podemos tener la biología de la juventud unida a la sabiduría de la experiencia, ésa será la realidad generalizada.

La ciencia del envejecimiento

Sabedores de que los seres humanos no envejecen a la misma velocidad, los científicos han descrito tres formas diferentes de caracterizar la edad de una persona. La primera es la *edad cronológica*, la cual corresponde a lo que dice el certificado de nacimiento. La edad cronológica mide el número de rotaciones de la Tierra sobre su eje y alrededor del Sol desde que usted salió del útero materno. No hay ningún enfoque de mente/cuerpo que pueda alterar su edad cronológica, pero ésta es la que menos influye sobre la forma como usted se siente o funciona.

La *edad biológica* es una medida del estado de funcionamiento de sus sistemas fisiológicos. Es el componente más importante del proceso de envejecimiento. La edad biológica se calcula con referencia a una población promedio de personas que tienen su misma edad cronológica. Es posible determinar valores para casi todos los procesos bioquímicos y fisiológicos de distintos grupos de edades. Conocidos como marcadores biológicos del envejecimiento, o *biomarcadores,* incluyen la presión arterial, la cantidad de grasa corporal, los umbrales auditivos y visuales, los niveles hormonales, la función inmunológica, la regulación de la temperatura, la densidad ósea, el espesor de la piel, los niveles de colesterol, la tolerancia a la glucosa, la capacidad aeróbica y la tasa metabólica (véase la tabla de la página 12). Si usted conoce sus resultados, puede compararlos con el promedio para el grupo y ver si sus biomarcadores son más viejos o más jóvenes que los de sus coetáneos. Su edad biológica puede ser muy distinta de su edad cronológica. Una mujer de cincuenta años que cuida bien su salud puede tener la biología de una mujer de treinta y cinco. Por otro lado, un hombre de cincuenta años que ha descuidado su salud puede tener la biología de un hombre mucho mayor. No importa cuál sea su edad biológica en este momento, nosotros creemos que se puede alterar poniendo en práctica los cambios recomendados en este libro.

> *La edad biológica es el componente*
> *fundamental del proceso de envejecimiento.*

La *edad psicológica* es su experiencia subjetiva acerca de cuán viejo(a) se siente. Hemos conocido muchas personas de sesenta años que dicen sentirse mejor que cuando tenían treinta. Anteriormente quizás se fumaban dos paquetes de cigarrillos al día, estaban descontentas en su trabajo y no se alimentaban bien. Desde que instituyeron los diez pasos para revertir el envejecimiento, su bienestar físico y mental ha mejorado notoriamente. Han aprendido a relajarse y a disfrutar de la vida de tal manera que, pese a ser cronológicamente mayores, se sienten indudablemente más jóvenes que hace varios años. La edad psicológica está estrechamente relacionada con la edad biológica. Cuando el cuerpo funciona con mayor eficiencia y energía, experimentamos esa vitalidad sintiéndonos más vivos.

Aunque no podemos revertir nuestra edad cronológica, *sí*

podemos revertir los indicadores más importantes de nuestra edad biológica y psicológica y, al hacerlo, recuperar la vitalidad física y emocional que teníamos en el pasado.

Los marcadores biológicos del envejecimiento

CAPACIDAD AERÓBICA

NIVELES DE ANTIOXIDANTES

UMBRAL AUDITIVO

PRESIÓN SANGUÍNEA

REGULACIÓN DE LA GLICEMIA

GRASA CORPORAL

DENSIDAD ÓSEA

NIVELES DE LÍPIDOS Y COLESTEROL

NIVELES HORMONALES

FUNCIÓN INMUNOLÓGICA

ACTIVIDAD METABÓLICA

MASA MUSCULAR

FUERZA MUSCULAR

ESPESOR DE LA PIEL

REGULACIÓN DE LA TEMPERATURA

UMBRAL VISUAL

Investigación sobre el envejecimiento

Durante los años 70, Alexander Leaf, médico de Harvard, recorrió el mundo en busca del secreto de la salud y la longevidad. Visitó comunidades del sur de Rusia, el norte de Paquistán y las montañas de los Andes en el Ecuador, puesto que se rumoraba que muchas de las personas de esas zonas vivían hasta los ochenta, noventa y más años en condiciones de dinamismo y vitalidad. En muchos casos, estas historias eran ciertas. Leaf descubrió que una de las características constantes de estas personas que habitaban en regiones muy distantes del mundo era su actitud frente al envejecimiento. En esas sociedades, el hecho de envejecer significaba mejorar; a los ancianos llenos de vida se los veneraba por su conocimiento, su vitalidad física y su presencia personal. Tenían la sabiduría de la experiencia y la biología de la juventud.

Otro estudio interesante fue el de Ellen Langer, psicóloga de Harvard. Trabajó con grupos de hombres de más de setenta y ochenta años a quienes instó a pensar y a comportarse como si tuvieran veinte años menos. Al cabo de tan sólo cinco días, se observaron en ellos una serie de cambios físicos asociados con el retroceso de la edad. La audición y la visión mejoraron, así como también los resultados de las pruebas de destreza manual y de movilidad de las articulaciones.

Estos dos estudios revelan una misma cosa. Los resultados dependen de las expectativas. Si usted espera que su capacidad mental y física disminuya con la edad, así será probablemente. Si espera poder rejuvenecer y vivir más tiempo, ésa será su experiencia. A medida que aumente el número de personas que comienzan a pensar diferente y a experimentar el retroceso de la edad para sí mismas, esa expectativa será la de todos.

Cómo restablecer la energía vital

Cuando un médico desea verificar el estado de ciertos agentes bioquímicos del cuerpo, lo hace tomando una muestra de sangre. Se acepta que los resultados obtenidos a partir de una gota de sangre son válidos para todo el cuerpo. Por ejemplo, si queremos medir el nivel de azúcar en la sangre, basta con examinar una cantidad ínfima obtenida pinchando un dedo. Suponemos que lo que revela una gota de sangre es lo que sucede en todo el cuerpo. Esta suposición se deriva del reconocimiento de que el cuerpo es como un holograma. Esto significa que el todo está presente en cada una de sus partes: cuando un aspecto cambia, todo cambia.

Si aplicamos este principio al retroceso del envejecimiento, veremos que un cambio sano en un aspecto de la vida tendrá un efecto positivo sobre el estado general de bienestar. Mientras más opciones dañinas podamos reemplazar por otras positivas para la vida, mayores serán los beneficios profundos para el cuerpo, las emociones y el espíritu. Cuando revertimos un marcador biológico del envejecimiento, revertimos casi todos los demás. Por ejemplo, al mejorar la fuerza muscular aumenta la densidad ósea. Al mejorar la capacidad aeróbica, mejora la función inmunológica. Por consiguiente, nuestro programa de diez pasos para revertir el envejecimiento es un enfoque holístico práctico para lograr un cambio profundo en la calidad de vida. Son sistemas sencillos pero poderosos y sentimos gran alegría de poder compartirlos con usted.

El cuerpo es holográfico: por consiguiente,
cuando modificamos un marcador biológico,
ejercemos un efecto sobre todos los demás

El condicionamiento de nuestra sociedad nos lleva a creer que a medida que envejecemos nos deterioramos física y mentalmente. Cuando usted logre desprenderse de ese condicionamiento, aprenderá por experiencia propia que cada día podrá mejorar de muchas formas su capacidad física y mental. Eso es lo que este libro promete. Si practica los diez pasos diariamente, podrá revertir su edad biológica, que es la única que realmente importa.

2

Revierta su edad biológica modificando sus percepciones

PRIMER PASO PARA TODOS LOS DÍAS

Revierto mi edad biológica modificando las percepciones que tengo acerca de mi cuerpo, su envejecimiento y el tiempo.

La forma de ponerlo en práctica es:

1. *Cambiando mi percepción acerca del envejecimiento al modificar mi biostato y practicar diariamente los rituales que me recuerden el punto biológico elegido.*

2. *Cambiando mi percepción acerca del tiempo mediante la práctica de las técnicas de referencia al ser para llevar mi atención al factor inmutable en medio del cambio.*

3. *Cambiando la percepción que tengo de mi cuerpo al aprender a experimentarlo como un campo de energía, transformación e inteligencia mediante la técnica de la Energía, la Transformación y la Inteligencia.*

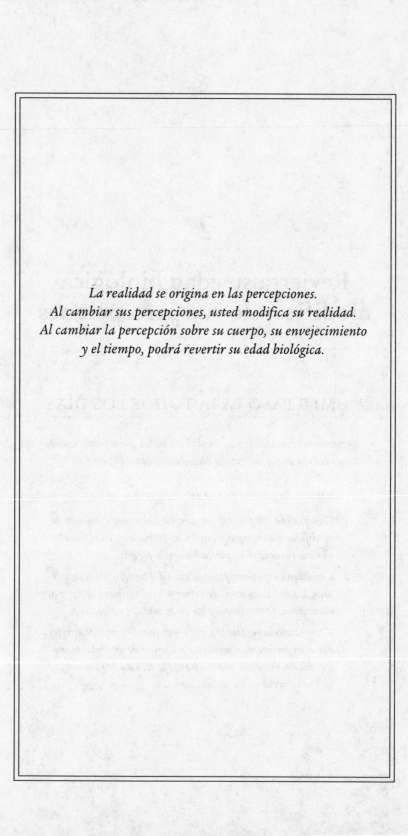

*La realidad se origina en las percepciones.
Al cambiar sus percepciones, usted modifica su realidad.
Al cambiar la percepción sobre su cuerpo, su envejecimiento
y el tiempo, podrá revertir su edad biológica.*

Un principio básico del Ayurveda es el que dice lo siguiente: somos lo que vemos. Lo que vemos es un acto selectivo de atención e interpretación. Aunque usted recibe en cada momento un alud de miles de millones de impulsos sensoriales, usted filtra selectivamente la gran mayoría, permitiendo la entrada a su conciencia solamente de una fracción muy pequeña. Lo que usted admite en su conciencia depende de los patrones habituales según los cuales usted ve e interpreta el mundo.

A fin de aclarar esta noción, imagine que usted está sentado con una amiga en la banca de un parque. Del otro lado de la calle ven a una mujer paseando a un perro. Su amiga, quien es gerente de una tienda de ropa femenina, toma nota inmediatamente de lo que la mujer lleva puesto, examinando su ropa. Al considerar que no le agrada la vestimenta que lleva la mujer, su amiga se siente ligeramente molesta. Usted, un amante de los animales, escasamente se fija en la mujer pero pone su atención en el perro, el cual le recuerda un cachorro que tuvo cuando era niño y, en consecuencia, siente algo de nostalgia. ¿Cuál es la realidad? Es muy distinta para los dos a causa de sus actos selectivos de *atención* e *interpretación*.

La realidad es flexible y está sujeta a modificaciones.
La realidad es producto de la percepción, la cual es un acto
selectivo de atención e interpretación.

Hay muchos ejemplos visuales de este principio. Los dibujos que aparecen a continuación demuestran cómo la atención y la interpretación del observador determinan su realidad. Los datos sensoriales no se modifican cuando usted pasa de una interpretación a otra. Lo que usted ve cambia como consecuencia de un cambio en su estado de conciencia.

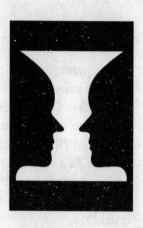

¿Puede ver la copa?
¿Puede ver las caras?

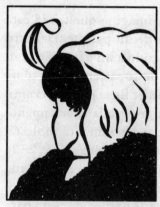

¿Puede ver a la vieja?
¿Puede ver a la joven?

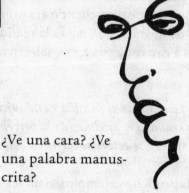

¿Ve una cara? ¿Ve
una palabra manus-
crita?

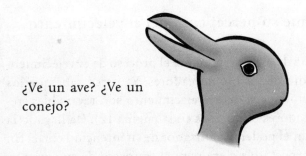

¿Ve un ave? ¿Ve un conejo?

Lo que usted ve es producto de su atención y de sus interpretaciones y éstas en últimas moldean sus creencias. Una creencia es sencillamente una interpretación que usted considera cierta. Por ejemplo, a causa de los hábitos de percepción, la mayoría de las personas que vivieron hace quinientos años creían que el Sol giraba alrededor de la Tierra. Cuando Copérnico sugirió que nuestro planeta no era el centro del universo provocó una gran molestia porque todo cuestionamiento a las creencias prevalecientes genera resistencia. Sin embargo, las ideas nuevas que amplían nuestra conciencia, mejoran la vida y nos acercan a la verdad son contagiosas. No pasa mucho tiempo antes de que una masa crítica de personas acojan la idea nueva, modificando para siempre lo que creen sobre sí mismas y sobre el mundo.

Ahora que nos adentramos en el nuevo milenio, la visión de nuestros científicos más avanzados apenas comienza a influir sobre nuestras opiniones colectivas. Nuestras ideas sobre el cuerpo humano, su envejecimiento y hasta el tiempo mismo están sufriendo cambios profundos y abriendo la posibilidad de unos estados de salud, vitalidad y longevidad sin precedentes. Veamos la forma como podemos comenzar a acoger esas creencias más amplias, generadoras de poder.

Sus hábitos de atención e interpretación dan lugar a unas creencias
profundamente arraigadas, las cuales corresponden
a las interpretaciones que usted considera ciertas.
Las creencias moldean la biología.

Modifique su percepción del envejecimiento

La única forma de medir realmente el proceso de envejecimiento es por medio de los biomarcadores. Ya usted sabe que los marcadores biológicos del envejecimiento son reversibles (repase los marcadores biológicos en la página 12). Ha llegado la hora de utilizar el poder organizador de su intención con el fin de fijar una expectativa clara para el retroceso de su envejecimiento. Sus intenciones determinan sus propias expectativas, y éstas influirán sobre el resultado.

Muchos estudios científicos nos han revelado que todo lo que prevemos con respecto a nuestra salud tiene una mayor probabilidad de ocurrir. Los médicos se burlan en ocasiones de este planteamiento diciendo que es el efecto placebo, pero es precisamente este efecto el que rinde testimonio del poder de la intención. Cuando tanto el médico como el paciente creen en el poder de un tratamiento, los resultados positivos pueden ser hasta del ciento por ciento, aunque posteriormente se determine que no tenía efecto farmacológico alguno. Si a un paciente asmático se le da agua con sal, diciéndole que le ayudará a respirar mejor, respirará más fácilmente como resultado del efecto placebo. Si se le da la misma agua con sal, sugiriéndole que su respiración empeorará, experimentará ese empeoramiento. A este efecto se le denomina nocebo. En todas las condiciones imaginables —desde la hipertensión hasta el cáncer, desde las úlceras gástricas hasta la angina de pecho— la diferencia entre la salud y la enfermedad, la vida y la muerte, radicará en las expectativas de la persona. Podemos resumir este principio en una sola frase: nos convertimos en aquello que creemos ser.

Usted puede valerse de este principio con excelentes resultados. Establezca su intención de rejuvenecer y vivir más tiempo. Su intención es un activador poderoso de su farmacia interna. Su expectativa de rejuvenecer lo llevará a revertir su envejecimiento.

PARA GRADUAR SU BIOSTATO

Cierre los ojos. Tome conciencia de su respiración y afloje todas las tensiones que pueda tener en el cuerpo. Ahora, elija la edad dentro de los últimos quince años que usted querría tener desde el punto de vista biológico. Esto significa querer tener la capacidad física y mental de una persona sana a esa edad, querer que sus marcadores biológicos reflejen esa edad en particular, querer sentirse y verse de esa edad en particular. Como ejemplo, supongamos que usted tiene sesenta años. Elija una edad entre los cuarenta y cinco y los sesenta. Digamos que elige los cuarenta y nueve años. Esa edad se convierte en su *biostato*, es decir, el punto en el cual gradúa su conciencia. De la misma manera que el termostato ajusta la temperatura de una habitación de acuerdo con el punto en el cual se gradúe, su biostato organizará su psicología y su biología alrededor de la edad biológica elegida.

Los siguientes son los mecanismos que harán esto posible:

1. Su intención de permanecer en un punto particular del biostato influirá directamente sobre la energía, la transformación y la inteligencia de su cuerpo. Esto se debe a que su intención influye sobre su bioquímica a través de su poder infinito de organización. Éste es el principio de la teleología, el cual establece que los resultados que se buscan se encargan de organizar los mecanismos biológicos que los harán posibles.

2. Manteniendo su biostato en la conciencia usted influirá sobre su pensamiento, sus estados de ánimo y su comportamiento, y reforzará su atención para mantener su biología en ese punto elegido. Una vez identificado el punto en el cual desea graduar su biostato, comience a reafirmarlo cinco veces al día. Sugerimos practicar el ritual siguiente al despertar, antes del desayuno, antes del almuerzo, antes de la cena y antes de acostarse. En cada una de estas ocasiones cierre los ojos y repita mentalmente las frases siguientes por lo menos tres veces:

Todos los días, en todas las formas,
aumento mi capacidad mental y física.
Mi biostato está graduado en una edad sana de _____ *años.*
Me veo y me siento de una edad sana de _____ *años.*

A los pocos días de estar realizando este ritual usted comenzará a pensar y a actuar desde el nivel de su biostato. Esto influirá sobre todos sus hábitos pero, lo que es más importante, su percepción de su edad biológica y su forma de experimentarla comenzarán a cambiar. Comenzará a creer en su biostato y su poder organizador, y su nueva creencia moldeará su nueva biología.

Modifique su percepción del tiempo

Para revertir el proceso de envejecimiento usted deberá modificar su forma de percibir el tiempo porque esa percepción regula su reloj biológico. Para hacerlo, debe hacerse una pregunta crucial: ¿Qué es el tiempo? En el mundo físico utilizamos el tiempo para medir la corriente de sucesos de nuestra vida. Sin embargo, sabemos que nuestra experiencia del tiempo es fluida. Por ejemplo, el tiempo en el sueño es muy diferente del tiempo durante la vigilia. En el sueño pueden suceder muchas cosas en muy poco tiempo, porque en ese estado tenemos una percepción completamente diferente del tiempo. En el reino cuántico, el tiempo obedece a unas reglas distintas. La causa y el efecto no son lineales y los sucesos que consideraríamos normalmente como "el futuro" pueden influir sobre los sucesos del "pasado". Cuando vislumbramos el reino del espíritu a través de la meditación o en una experiencia sobrecogedora, entramos a un ámbito que está más allá del tiempo y del espacio. A esta experiencia se la denomina mente sin tiempo. Puesto que la mente y el cuerpo son inseparables, una mente sin tiempo implica un cuerpo sin edad. Cuando nuestra mente se detiene, el tiempo se detiene junto con nuestro reloj biológico.

Una de las formas de definir el envejecimiento es verlo

como el metabolismo del tiempo. Imagine por un momento que usted pueda metabolizar la eternidad o el infinito en lugar del tiempo. Literalmente tendría un cuerpo inmortal. Los clarividentes antiguos de la tradición de los Vedas afirmaban que hasta las excursiones ocasionales hacia ese ámbito eterno o sin tiempo de la conciencia podían influir sobre el reloj biológico y prolongar la vida muchos años.

El cuerpo humano y sus funciones biológicas reaccionan frente a la experiencia del tiempo. Su reloj biológico marcha de acuerdo con su propia experiencia del tiempo. Para repetir lo que dijera Einstein cuando se le pidió que explicara la teoría de la relatividad en términos relacionados con la experiencia cotidiana, "Si me quemo en una estufa caliente, esa fracción de segundo parece una eternidad. Pero si estoy con una mujer hermosa, hasta la eternidad me parece un segundo. Termina en un momento. Nunca es suficiente".

La experiencia del tiempo es subjetiva. Si usted siempre está de afán, su reloj biológico se acelera. Si siente que tiene todo el tiempo del mundo, su reloj biológico se desacelera. Durante la meditación, cuando usted entra en la brecha que separa los pensamientos, el tiempo se detiene. Eso también sucede cuando se divierte con un juego que le agrada, cuando escucha una música hermosa, cuando experimenta la belleza de la naturaleza y cuando se enamora. El tiempo es una experiencia subjetiva en la conciencia y dicha experiencia se traduce en una reacción biológica de su cuerpo.

PARA LOGRAR ACCESO AL FACTOR INMUTABLE

Aunque las experiencias cambian, quien vive la experiencia reside en el ámbito de lo inmutable. Incluso en medio de cualquier experiencia usted puede tener acceso al experimentador con sólo cambiar su atención. Ensaye este ejercicio sencillo: mientras lee estas palabras pregúntese, "¿quién está leyendo?" Ahora, mire el recinto en el cual se encuentra y, al hacerlo, pregúntese en silencio, "¿quién está observando?" Si oye música o hay una conversación en la habitación de al lado, mientras escucha los sonidos que lo rodean, pregúntese, "¿quién está escuchando?" Al hacer estos cambios sutiles en su conciencia, reconocerá que la respuesta a estas preguntas es siempre la misma. Quien lee, quien observa y quien escucha no se limita a una experiencia en particular. No se limita al tiempo o al lugar. Hay un testigo silencioso dentro de usted que es la misma presencia que era usted cuando era niño, adolescente, adulto y *ahora*. Es la esencia de lo que usted es. Según el Ayurveda, este testigo silencioso es su Espíritu. Cuando usted no fija su punto interno de referencia en sus experiencias sino que lo fija en el ser que las experimenta, rompe la barrera del tiempo.

Practique a llevar su atención hacia el factor inmutable en medio del cambio. Hágalo preguntándose, "¿quién está viviendo la experiencia?" y llevando su atención hacia su yo testigo. Esta práctica se denomina referencia al ser porque usted pasa su atención al "yo" de la experiencia. Cuando usted fija su atención en los objetos de la experiencia, *la experiencia misma,* la conciencia adquiere la calidad de referencia al objeto. Cambiar la atención de la referencia al objeto a la referencia al ser es pasar de la conciencia restringida por el tiempo (mente limitada por el tiempo) a la conciencia sin tiempo (mente sin tiempo) porque el Ser es el factor sin tiempo en medio de la experiencia limitada por el tiempo.

Hay otras formas de experimentar la mente sin tiempo, pero se basan esencialmente en el mismo principio. Ir más allá del diálogo interno para penetrar en la mente silenciosa equivale a llegar a la mente sin tiempo. La próxima vez que experimente una tormenta emocional, lleve su atención inmediatamente a las sensaciones de su cuerpo y opte conscientemente por dejar de interpretar la experiencia emocional. Cuando usted fija su atención en las sensaciones corporales que acompañan una emoción, pone fin a toda interpretación y su mente calla. Usted se convierte en el testigo silencioso de las sensaciones de su cuerpo y, al hacerlo, no solamente acalla su diálogo interno sino que también comienza a disipar la energía de la turbulencia emocional.

Otra forma de experimentar la mente sin tiempo es tomando conciencia de los espacios entre la respiración, entre los objetos de la percepción, entre los movimientos del cuerpo y entre los pensamientos. Si su atención está fija en uno de esos espacios y usted abandona la modalidad de interpretación, usted llega más allá de su diálogo interno al ámbito de la mente sin tiempo. Algunas personas pueden acallar inmediatamente su diálogo interno con sólo decirse mentalmente "¡Basta!" Utilice lo que mejor le parezca. La clave es tener la capacidad de convertirse en testigo silencioso y experimentar el Ser, aun durante la actividad. Es de vital importancia tener la capacidad de pasar la conciencia de lo que *cambia* a *lo que no cambia.* Comience a practicar pasando su conciencia al Ser u observador, sintiendo su cuerpo sin interpretar y tomando conciencia de los espacios entre los objetos.

Cuando logre mantener ese silencio interior, ese estar concentrado en su interior, en su presencia interior, incluso en medio de la actividad externa, usted tendrá una relación nueva con el tiempo y con todas las cosas que experimenta. Cultivar esa conciencia del testigo siempre presente en medio de la conciencia limitada por el tiempo lo llevará a transformar para siempre su percepción del tiempo.

Cambie la percepción que usted tiene de su cuerpo

Según la visión prevaleciente del mundo, el cuerpo es un vehículo material, semejante a un automóvil, cuyas partes se deterioran inevitablemente hasta quedar inservible. La ciencia moderna y las tradiciones de la sabiduría nos dicen que esa interpretación es errónea. Su cuerpo no es solamente un aparato físico generador de pensamientos y sentimientos; es en realidad una red de energía, transformación e inteligencia en intercambio dinámico con el mundo que nos rodea. Su cuerpo cambia con cada respiración, con cada bocado de alimento o trago de agua, con cada sonido que escucha, vista que ve, sensación que siente y aroma que huele. ¡Apenas desde que usted comenzó a leer este párrafo intercambió *cuatrocientos mil trillones* de átomos con su entorno!

Su cuerpo parece estático porque los cambios ocurren a un nivel demasiado sutil para ser percibidos directamente. Los científicos pueden calcular el recambio de la materia del cuerpo marcando los átomos con material radiactivo y rastreando su metabolismo. Mediante este proceso hemos aprendido que el revestimiento del estómago se reemplaza cada cinco días aproximadamente. La piel se reemplaza aproximadamente cada mes. En cerca de seis semanas el hígado ha pasado por su proceso de recambio, y en apenas unos cuantos meses la mayoría de los cristales de calcio y de fósforo que componen el esqueleto han llegado y se han ido. Más del 98 por ciento de todos los átomos del cuerpo humano se intercambia cada año. Transcurridos tres años, sería difícil encontrar un átomo que hubiera sido parte suya en ese momento y que usted pudiera considerar suyo ahora.

Para ayudarle a comprender esta noción, piense que su cuerpo es como una sucursal local de la biblioteca pública. Aunque la biblioteca parece estable en un nivel, en otro está cambiando constantemente. Los libros entran y salen todos los días, se agregan algunos completamente nuevos mientras que los viejos se llevan a las instalaciones del centro de la ciudad. Los libros en sí no definen una biblioteca; ésta representa el sitio y el proceso de este intercambio siempre cambiante de información.

Su cuerpo es como una llama que metaboliza constantemente materia nueva. La materia inflamable y el oxígeno necesario para la combustión deben renovarse continuamente. El humo y los gases liberados cambian a cada momento. Y, no obstante, la llama parece ser siempre la misma. Los procesos de creación, mantenimiento y disolución operan simultáneamente en una llama y también en su cuerpo.

Heráclito, el poeta griego, decía que no es posible identificar el mismo río dos veces porque el agua que corre por él es siempre nueva. Lo mismo que un río, que una biblioteca, que una llama, su cuerpo puede parecer el mismo en la superficie, pero en realidad está cambiando constantemente. En lugar de ver su cuerpo como una máquina biológica estática, comience a considerarlo como un campo de energía e inteligencia que se renueva permanentemente. Para rejuvenecer, usted debe cambiar su forma de percibir su cuerpo y deshacerse de la idea de que es un saco de carne y huesos. Comience a percibir su cuerpo como un flujo de energía vital, transformación e inteligencia, y así experimentará el retroceso del envejecimiento.

> *Aunque el cuerpo parezca material, no lo es.*
> *En la realidad profunda, su cuerpo es un campo*
> *de energía, transformación e inteligencia.*

El cuerpo de energía, transformación e inteligencia

Podemos resumir en una sola frase todo lo dicho hasta ahora: al cultivar el hábito de pensar que su cuerpo es un campo de energía, transformación e inteligencia, usted comenzará a experimentarlo como un paquete flexible y dinámico de conciencia y no como una cosa fija y material. Reconocerá su naturaleza ondulatoria en lugar de corpuscular. Una forma de hacerlo es a través de los rituales diarios encaminados a reforzar esta nueva interpretación.

Su cuerpo es un campo de energía que forma un todo con la energía del cosmos, es inagotable y permanece en movimiento constante. El término ayurvédico para este aspecto energético de la vida es *prana*, el cual se traduce en ocasiones como aliento de vida. Asimismo, su cuerpo está en un proceso de transformación constante, en una relación dinámica permanente y eterna con los elementos y las fuerzas del Universo. Esto se conoce en Ayurveda como *tejas*, el fuego interno de la transformación. Por último, su cuerpo es la manifestación física de la inteligencia universal, la cual es suprema, divina e inmortal. El término ayurvédico que la describe es *ojas*, la expresión infinitamente flexible y fluida del cuerpo físico. Para revertir el proceso de envejecimiento, comience a utilizar las palabras *energía, transformación* e *inteligencia* para reforzar la percepción de su cuerpo tal y como es realmente: un campo de energía inagotable en transformación constante, y como una expresión física de inteligencia pura. Si lo prefiere, utilice los términos ayurvédicos *prana, tejas* y *ojas* como mantras para afianzar su nueva interpretación. A medida que comience a experimentar su cuerpo en su forma verdadera, cambiarán sus ideas sobre él, las cuales serán reemplazadas por nuevas creencias que a su vez crearán su nueva biología.

EJERCICIO: SU CUERPO DE LUZ

Mire el dibujo a continuación.

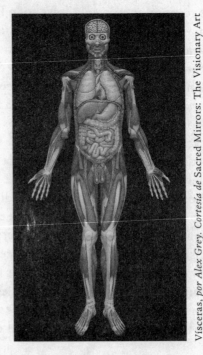

Visceras, por Alex Grey. Cortesía de Sacred Mirrors: The Visionary Art of Alex Grey, Inner Traditions International. Utilizado con autorización.

Dibujo A

El dibujo A es la visión convencional del cuerpo humano que tendría un médico moderno. Este dibujo refleja la forma como usted percibe su cuerpo en este momento a nivel del subconsciente. Aunque esta percepción es exacta en el plano macroscópico, es una representación incompleta de la verdadera naturaleza de su cuerpo. Por consiguiente, no es la forma como debe imaginarlo.

Mire ahora el dibujo B, el cual es una buena representación de lo que es realmente su cuerpo en el plano cuántico: un campo de energía, transformación e inteligencia. Es así como lo vieron los antiguos clarividentes védicos, quienes lo denominaron el cuerpo "sutil". Este cuerpo sutil o de mecánica cuántica está entretejido inseparablemente con los campos de energía e inteligencia del cosmos.

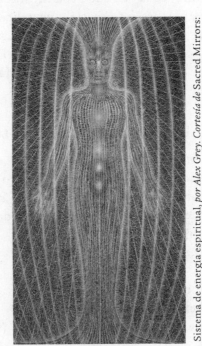

Dibujo B

Sistema de energía espiritual, por Alex Grey. Cortesía de Sacred Mirrors: The Visionary Art of Alex Grey, Inner Traditions International. Utilizado con autorización. (www.alexgrey.com)

Mire nuevamente el dibujo B. Ahora, cierre los ojos y trate de visualizarlo claramente. ¿Puede hacerlo? Abra los ojos. Mire nuevamente el dibujo. Repita este procedimiento tantas veces como quiera hasta que pueda ver su cuerpo sutil (cuántico) tan nítidamente con los ojos cerrados como con los ojos abiertos. Cuando tenga la plena seguridad de poder hacerlo, cierre nuevamente los ojos y repita mentalmente: "energía (prana), transformación (tejas), inteligencia (ojas)".

Cada vez que inhale profundamente y tome conciencia de la respiración (algo que debe hacer varias veces al día), cierre los ojos y repita mentalmente la palabra *energía*, visualizando al mismo tiempo su cuerpo de energía o de luz como está representado en el dibujo B. Asimismo, cuando coma conscientemente, repita mentalmente la palabra *transformación*, visualizando su cuerpo de luz en proceso de transformación. Por último, cada vez que beba un sorbo de agua, repita en silencio la palabra *inteligencia* y visualice nuevamente su cuerpo de luz como algo fluido y flexible. Al repetir este ritual cuando respire, coma o beba iniciará el proceso de reestructurar su percepción y la experiencia de su cuerpo, llevándolas de lo material a lo sutil.

PARA PERCIBIR SU CUERPO DE LUZ

Revitalice la energía (prana)

La energía vital anima tanto el cuerpo como la mente. Utilice la palabra *energía* a lo largo del día, sintiendo al mismo tiempo que la fuerza vital rejuvenece todas las células, los tejidos y los órganos de su cuerpo.

Piense en "energía" cada vez que:

· Pase por un jardín.
· Salga al exterior de un recinto.
· Practique los ejercicios de respiración (véase el capítulo 7).

Revitalice la transformación (tejas)
La fuerza esencial de transformación es el fuego primordial de la vida. Utilice la palabra *transformación* a lo largo del día para estimular el proceso de transformación mediante el cual la energía se convierte constantemente de una forma en otra.
Piense en "transformación" cada vez que:

· Ingiera un bocado de alimento.
· Sienta el sol sobre su cuerpo.
· Observe el firmamento en las noches.

Revitalice la inteligencia (ojas)
Cuando la inteligencia abunda y circula libremente en su cuerpo, todos sus sistemas fisiológicos —cardiovascular, digestivo, neurológico, hormonal e inmunológico— funcionan en su nivel óptimo. Utilice la palabra *inteligencia* a lo largo del día para nutrir cada célula de su cuerpo.
Piense en "inteligencia" cada vez que:

· Beba un sorbo de agua.
· Camine por la orilla de un cuerpo natural de agua.
· Beba jugos de frutas frescas u otras bebidas sanas.

Además de repetir mentalmente estas palabras para revitalizar la energía, la transformación y la inteligencia mientras respira, come y bebe, utilícelas al hacer ejercicio. Siempre que realice una actividad rítmica como caminar, trotar, nadar, montar en bicicleta y caminar sobre la banda sin fin, repita mentalmente "energía, transformación, inteligencia... energía, transformación, inteligencia...", o "prana, tejas, ojas... prana, tejas, ojas..." concentrando toda su atención en su cuerpo. Al cabo de un tiempo, comenzará a experimentar su cuerpo de manera diferente porque sus percepciones habrán cambiado.

El cuerpo como un río de renovación

Su cuerpo no es una estructura mecánica anclada en el tiempo y el espacio. Es un campo de energía, transformación e inteligencia en intercambio dinámico con su ambiente, capaz de perpetuar la sanación, la renovación y la transformación.

Siéntese cómodamente, cierre los ojos y respire profundamente. Ahora exhale lentamente el aire de sus pulmones y visualice su respiración como un torrente de moléculas que sale de cada una de las células de su cuerpo. Con cada exhalación usted libera átomos de cada uno de los órganos de su cuerpo, y con cada inhalación trae átomos a cada célula y órgano de su cuerpo. Usted renueva su cuerpo y reemplaza partes de él con cada respiración.

Continúe respirando e imagine su cuerpo como un río continuo de energía y transformación que se renueva y refresca constantemente.

Lleve su atención al estómago y reconozca que todo el revestimiento de ese órgano se renovará al cabo de una semana. Ahora lleve su atención a la piel y reconozca que al cabo de un mes se habrán reemplazado todas las células y tendrá una piel nueva.

Visualice su esqueleto. Los átomos que lo constituyen actualmente serán reemplazados por otros nuevos en cuestión de tres meses. Lleve su atención al hígado. Tendrá uno nuevo en seis semanas.

Ahora sienta todo su cuerpo. En casi un año, todo él se habrá renovado. Ahora diga mentalmente, "Renuevo mi cuerpo con cada respiración". Vea su cuerpo tal y como es realmente: infinitamente flexible, fluido y en constante renovación.

Todos los días, en todas las formas, aumento
mi capacidad mental y física.
Mi biostato está graduado en una edad sana de _____ años.
Me veo y me siento de una edad sana de _____años.

Revierto mi edad biológica:

· Modificando la percepción que tengo de mi cuerpo, su
envejecimiento y el tiempo.

3

Revierta su edad biológica por medio de dos formas de descanso profundo: reposo consciente y sueño reparador

SEGUNDO PASO PARA TODOS LOS DÍAS

Revierto mi edad biológica por medio de dos formas de descanso profundo: reposo consciente y sueño reparador.

La forma de ponerlo en práctica es:

1. *Experimentando el reposo consciente a través de la meditación con los ojos cerrados durante un mínimo de veinte minutos dos veces al día.*

2. *Experimentando la renovación y el rejuvenecimiento todas las noches por medio del sueño reparador.*

3. *Sincronizando mis ritmos biológicos con los ritmos de la naturaleza.*

La agitación del cuerpo y de la mente
engendra malestar y acelera el envejecimiento.
El descanso profundo del cuerpo
y la mente revierte la edad biológica.

El siguiente paso para rejuvenecer y vivir más tiempo consiste en experimentar el descanso profundo del cuerpo y de la mente. Cuando el sistema cuerpo/mente está agitado genera entropía, deterioro y envejecimiento. Cuando el sistema cuerpo/mente está descansado fomenta la creatividad, la renovación y el retroceso del envejecimiento. Puesto que el cuerpo y la mente son uno solo, cuando la mente está en reposo profundo, lo mismo le sucede al cuerpo. Claro está que la experiencia nos enseña que la mente rara vez se encuentra en estado de reposo. La verdad es que la mayor parte del tiempo está lista para luchar o huir. La respuesta de lucha o huida, denominada también de estrés, ocurre cuando nos sentimos amenazados de alguna manera, incluso cuando sentimos la amenaza del envejecimiento. La respuesta de estrés genera cambios fisiológicos que dañan el cuerpo y aceleran el envejecimiento. Seguramente usted conoce lo que se siente en estado de estrés, pero probablemente no sabe lo que le sucede a su cuerpo durante el mismo. Entre los cambios fisiológicos que acompañan la respuesta de luchar o huir están los siguientes:

· Aceleración de los latidos del corazón.

· Elevación de la presión arterial.

· Aumento del consumo de oxígeno.

· Liberación de una mayor cantidad de bióxido de carbono.

· Aceleración de la respiración.

· Respiración superficial.

· Aumento del bombeo de sangre.

· Transpiración.

· Liberación de adrenalina y noradrenalina desde las glándulas suprarrenales para constreñir los vasos sanguíneos.

· Bombeo de cortisol desde otra parte de las suprarrenales.

· Aumento de la producción de glucagón en el páncreas.

· Disminución de la producción de insulina en el páncreas.

· Elevación del nivel de azúcar en la sangre como consecuencia del aumento del glucagón y la disminución de la insulina.

· Disminución del aporte de sangre a los órganos digestivos y aumento del riego sanguíneo a los músculos.

· Disminución de la producción de la hormona del crecimiento en la hipófisis.

· Menor producción de hormonas sexuales.

· Supresión del sistema inmunológico.

Walter Cannon, un científico estadounidense de principios del siglo veinte, fue el primero en describir la respuesta de luchar o huir. Deseaba comprender por qué algunas personas se enfermaban y hasta morían cuando estaban bajo estrés. Descubrió que cuando nos enfrentamos a una situación amenazadora, una parte de nuestro sistema nervioso involuntario se activa instantánea y automáticamente. El sistema nervioso desencadena un proceso en el cual suben la presión arterial y la frecuencia cardíaca y se estimulan las glándulas suprarrenales para liberar adrenalina. Si la amenaza y la respuesta neurológica son severas y no desaparecen, pueden producirse cambios corporales dañinos.

Cannon estudió sociedades tribales en las cuales las personas que transgreden las reglas importantes son expulsadas de la comunidad. Un médico brujo apunta un hueso contra el infractor, imponiéndole una "maldición". Desde ese momento, el transgresor deja de ser considerado miembro de la comunidad de los vivos y es apartado de todas las interacciones sociales y también de su propia familia. Estos parias entran en un estado tan intenso de estrés que su sistema circulatorio se derrumba. Mueren literalmente de miedo, por lo general al cabo de sólo unos cuantos días.

Otro científico, Hans Selye, estudiando más a fondo la respuesta de estrés descubrió que, además de los cambios del sistema nervioso, también participan en la lucha muchas hormonas importantes. Estas hormonas afectan a todos los órganos del cuerpo, entre ellos el corazón, el estómago, el hígado, los órganos sexuales y el sistema inmunológico. Si el estrés es prolongado y constante, toda la fisiología se agota, el cuerpo es incapaz de mantener su equilibrio y finalmente estalla por algún lado.

El estrés prolongado puede causar enfermedades y acelerar el envejecimiento. Con el tiempo, la respuesta de estrés puede producir hipertensión, enfermedad cardíaca, úlceras gástricas, enfermedades autoinmunes, cáncer, ansiedad, insomnio y depresión. Usted podría preguntarse entonces, "¿Si la respuesta de lucha o huida es tan nociva, por qué la creó la naturaleza?" El propósito original de esta respuesta de lucha o huida era ayudar a la humanidad a sobrevivir en situaciones amenazadoras. La persona, ante la posibilidad de ser devorada por una fiera, debía luchar o salir corriendo a fin de sobrevivir. Considerando que los seres humanos no poseemos una piel gruesa ni colmillos grandes, fue nuestra capacidad para reaccionar rápidamente ante las amenazas la que nos ayudó a sobrevivir en medio de los peligros.

En la actualidad, esa respuesta sigue siendo útil, como cuando un bombero entra en un edificio en llamas para rescatar a un niño, o cuando saltamos al andén para evitar ser arrollados por un conductor imprudente que va a gran velocidad por una calle residencial. Sin embargo, esa respuesta de lucha o huida no nos brinda un buen servicio la mayor parte del tiempo. Podemos activarla en medio de un embotellamiento o al enfrentar una fecha límite en el trabajo, situaciones en las cuales ninguna de las dos alternativas es viable. La presión de cumplir con algo produce daño cuando no podemos liberarla. Las consecuencias de mantener activada la respuesta de estrés durante mucho tiempo aceleran el proceso de envejecimiento y nos hacen susceptibles a la enfermedad.

Lo contrario de la respuesta de lucha o huida es la *respuesta de reposo*. Hay dos tipos de respuestas de reposo: el reposo consciente y el sueño reparador. El reposo consciente es un estado en el cual el sistema cuerpo/mente está en reposo profundo pero la mente está despierta. El sueño reparador es èl estado en el cual el sistema cuerpo/mente está en reposo profundo y la mente está dormida. Estos dos estados renuevan el cuerpo, aunque algunos estudios indican que el reposo consciente puede proporcionar un descanso todavía más profundo que el sueño. Sin embargo, para el objetivo de revertir la edad, las dos experiencias son igualmente importantes. El reposo consciente ocurre durante la meditación. El sueño reparador abarca tanto el período durante el cual soñamos como aquel durante el cual dormimos sin soñar. La experiencia subjetiva de la respuesta de reposo es la relajación. Los cambios fisiológicos que ocurren en ese estado son los siguientes:

- Disminuye la frecuencia cardíaca.
- La presión arterial se normaliza.
- El consumo de oxígeno baja.
- El oxígeno se utiliza de una manera más eficiente.
- Se expulsa menos bióxido de carbono.
- La respiración se hace más lenta.
- El corazón bombea menos sangre.
- La transpiración disminuye.
- La glándulas suprarrenales producen menos adrenalina y noradrenalina.
- Las glándulas suprarrenales producen menos cortisol.
- Se producen más hormonas sexuales, en particular la dehidroepiandrosterona (DHEA).

· La hipófisis libera más hormona del crecimiento (hormona que combate el envejecimiento).

· La función inmunológica mejora.

La respuesta del reposo consciente

El reposo consciente es una respuesta natural del sistema cuerpo/mente, tan natural como las respuestas de estrés. La forma más directa de experimentar el reposo consciente es a través de la meditación. La meditación ha sido parte de las culturas orientales desde hace miles de años, pero es comparativamente reciente en Occidente. A pesar de haberse dado a conocer hace relativamente poco tiempo, muchos estudios han demostrado que cualquier persona puede aprender a meditar fácilmente y disfrutar de los cambios fisiológicos de los meditadores experimentados.

Los cambios corporales inducidos por el reposo consciente durante la meditación son casi exactamente opuestos a los generados por la respuesta de lucha o huida. Durante la meditación disminuye la frecuencia respiratoria, la presión arterial desciende y los niveles de las hormonas del estrés caen. El consumo de oxígeno se reduce casi a la mitad que durante el sueño. Lo fascinante de estos cambios fisiológicos es que mientras el cuerpo descansa profundamente, la mente permanece despierta, pero en silencio. Los estudios de las ondas cerebrales revelan una mayor coherencia entre las partes del cerebro durante la meditación. Estos cambios físicos y mentales no se observan durante la vigilia y tampoco durante el sueño. La combinación singular de relajación física y mente alerta pero silenciosa explica el término *reposo consciente* y en ella radica la diferencia con el sueño reparador.

Las personas que experimentan el reposo consciente con regularidad presentan una menor incidencia de hipertensión, enfermedad cardíaca, ansiedad y depresión. Pueden deshacerse con más facilidad de hábitos nocivos como el cigarrillo, el exceso de alcohol y las drogas. También presentan una mejor función inmunológica y son menos susceptibles a las infecciones. La investigación sobre los meditadores revela que son muchos los cambios favorables en el estado de salud y que hay además un retroceso de los marcadores biológicos del envejecimiento.

Algunos estudios han demostrado que mientras más tiempo llevan las personas practicando la meditación, menor es la edad que reflejan sus pruebas de edad biológica. Por ejemplo, la edad biológica de quienes han meditado durante mucho tiempo es casi doce años inferior a su edad cronológica. Otros estudios han revelado que la meditación practicada con regularidad puede desacelerar o revertir ciertos cambios hormonales asociados generalmente con el envejecimiento. Uno de los ejemplos más interesantes es el de la hormona DHEA, la cual se encuentra más elevada en las personas que meditan en comparación con las que no lo hacen. Sabemos que los niveles de DHEA disminuyen paulatinamente a medida que envejecemos. Esto ha llevado a algunas personas a sugerir que se podría revertir el envejecimiento suplementando la dieta con esta hormona. En nuestra opinión, es mejor elevar los niveles de DHEA a través de la meditación y no de suplementos. Hay buena evidencia de que se puede revertir la edad biológica destinando tiempo para aquietar la mente y experimentar el reposo consciente.

Debe estar claro que la respuesta del reposo consciente (meditación) es una forma muy importante de revertir el proceso de envejecimiento. Si bien podría estar preguntándose cómo encontrar tiempo para meditar, lo instamos a que incluya esta práctica como una parte importante de su vida. En realidad le servirá para crearse más tiempo porque su eficiencia será mucho mayor si su mente está calmada y concentrada. Recomendamos veinte minutos de reposo consciente (sentarse a meditar con los ojos cerrados) dos veces al día. Las mejores horas para meditar son al despertar temprano en la mañana y hacia el final de la tarde o primeras horas de la noche. La meditación matutina marca el comienzo de su día con una actitud mental fresca y calmada. La sesión de la tarde o de la noche le ayudará a refrescar su mente después de un día de actividad.

El tiempo dedicado al reposo consciente se traducirá en beneficios inmediatos. Observará que se relaja durante la meditación y que tiene más energía y creatividad durante el día. Si no ha meditado nunca antes, comience con la técnica del "so jam". Después de practicar ese método durante un tiempo, le recomendamos aprender un proceso más específico y personalizado conocido como meditación con los sonidos primordiales, que la enseñan nuestros instructores certificados. Esta forma de meditación se hace con unos mantras individuales basados en la hora, la fecha y el lugar de nacimiento de cada persona. En la actualidad hay más de quinientos instructores de este tipo de meditación en el mundo.

Meditación con "so jam"

1. Siéntese cómodamente en un lugar donde no sea molestado(a) y cierre los ojos.

2. Inhale lenta y profundamente a través de la nariz, repitiendo mentalmente la palabra *so*.

3. Exhale lentamente por la nariz repitiendo mentalmente la palabra *jam*.

4. Siga respirando tranquilamente, repitiendo en silencio "so ... jam..." con cada inhalación y exhalación.

5. Cada vez que se distraiga a causa de sus pensamientos, los sonidos del ambiente o las sensaciones de su cuerpo, vuelva tranquilamente a fijar su atención en la respiración, repitiendo mentalmente "so... jam...".

6. Continúe con este proceso durante veinte minutos, manteniendo una actitud de facilidad y simplicidad.

7. Cuando se acabe el tiempo, continúe sentado(a) con los ojos cerrados unos cuantos minutos más antes de proseguir con las actividades cotidianas.

Al practicar esta técnica tendrá una de varias experiencias. Independientemente de cuál sea la experiencia, su actitud debe ser de "ausencia de resistencia". Renuncie a su necesidad de controlar o de prever lo que ocurrirá durante la práctica. Cualquiera de las experiencias siguientes son señal de que está meditando correctamente:

1. Su atención permanece en su respiración mientras repite mentalmente el mantra "so jam".

2. Su mente se deja llevar por un hilo de pensamientos. Algunas veces los pensamientos parecen sueños, mientras que otras usted sentirá que sólo está pensando con los ojos cerrados. Cualquiera que sea el caso, cuando advierta que su atención se ha apartado de su respiración y del mantra, retorne suavemente a ellos.

3. Ocasionalmente al principio, y después con más frecuencia, usted experimentará un estado carente de pensamientos. Su mente está en silencio y su cuerpo está profundamente relajado. A esto lo llamamos "penetrar en la brecha", o la experiencia de la mente sin tiempo. Con la práctica regular de la meditación, el silencio interior que experimenta estando en la brecha penetrará todos los aspectos de su vida.

4. Habrá ocasiones en que se dormirá mientras medita. Puesto que la meditación es un proceso suave y natural, si su cuerpo está fatigado, aprovechará para dormir. Preste atención a ese mensaje de su cuerpo y comprométase a procurar el descanso profundo que necesita.

Una de las quejas más comunes de las personas que se inician en la meditación es "Tengo muchos pensamientos". Los pensamientos forman parte de la meditación y es imposible obligar a la mente a dejar de pensar. Sencillamente deje que sus pensamientos vayan y vengan, y su mente no tardará en aquietarse. Cuando comience a practicar podrá sentir la relajación mientras permanece sentado(a), pero quizás vuelva a sus reacciones de tensión al reanudar sus actividades cotidianas. Con el tiempo su vida se impregnará cada vez más del reposo consciente adquirido durante la meditación. Al enfrentarse a los desafíos diarios de su condición de ser humano, le será más fácil mantener su calma interior. A medida que aprenda a evitar las reacciones innecesarias y exageradas, desacelerará su proceso de envejecimiento.

La respuesta del reposo consciente revierte
el proceso de envejecimiento.

Sueño reparador

Además del reposo consciente, usted necesita un mínimo de seis a ocho horas de sueño reparador todas las noches. Sueño reparador implica poder conciliar el sueño fácilmente tras apagar la luz y dormir profundamente toda la noche. Si necesita levantarse al baño a la mitad de la noche, podrá volver a dormirse con facilidad. Sabrá que ha tenido un sueño reparador si al despertar se siente lleno(a) de energía, alerta y vibrante. Si se siente cansado(a) y sin entusiasmo al despertar es porque su sueño nocturno no ha sido reparador.

El sueño reparador es la base de su bienestar mental y físico. Hay millones de personas que sufren de alguna forma de insomnio, lo que les produce fatiga, falta de claridad mental y debilita su salud mental y física. También contribuye a favorecer los accidentes menores y mayores. Los estudios han demostrado que si la persona se despierta a las tres de la mañana y no puede conciliar el sueño posteriormente, sus células inmunes no funcionan igualmente bien durante las siguientes veinticuatro horas. Después de una noche completa de sueño profundo, éstas recuperan su capacidad de combatir las enfermedades. Como el resto de la persona, las células inmunes se cansan y necesitan descansar.

Basta con un pequeño cambio de atención y de comportamiento para disfrutar de un sueño profundo y reparador todas las noches. La falta del buen dormir suele ser producto de los malos hábitos. Modificando sus hábitos usted evitará la entropía derivada de la fatiga y avivará su creatividad y vitalidad. Además, obtendrá los beneficios de retroceso de la edad que vienen con el sueño reparador.

CÓMO PREPARARSE PARA UN SUEÑO REPARADOR

Después de un día de actividad estimulante, usted estará listo(a) para dormir profundamente y lo necesita. Trate de lograr entre seis y ocho horas de sueño profundo sin la ayuda de medicamentos. Las horas de sueño antes de la media noche son las más rejuvenecedoras. Por consiguiente, si duerme ocho horas entre las diez de la noche y las seis de la mañana, se sentirá más descansado(a) que si duerme ocho horas entre la media noche y las ocho de la mañana. Ensaye la rutina siguiente para promover el sueño reparador:

Rutina nocturna
- Consuma una cena relativamente liviana. Coma a más tardar a las siete de la noche a fin de no acostarse con el estómago lleno.

- Salga a dar un paseo después de comer.

- En la medida de lo posible, evite las actividades emocionantes, molestas o mentalmente intensas después de las 8:30 p.m.

A la hora de acostarse
- Trate de estar en la cama con las luces apagadas entre las 9:30 p.m. y las 10:30 p.m. Si no tiene la costumbre de acostarse tan temprano, adelante la hora de irse a dormir media hora cada semana hasta que logre acostarse a las 10:30 p.m. Por ejemplo, si suele ver televisión hasta la media no-

che, trate de apagarla a las 11:30 durante una semana. Después intente apagar media hora antes, hasta llegar finalmente a las 10:30.

- Una hora antes de dormir, prepare un baño caliente con unas gotas de aceite esencial relajante de aromaterapia como lavanda, sándalo o vainilla. También puede aromatizar su alcoba.

- Mientras se llena la bañera, hágase un masaje suave con aceite de ajonjolí o de almendra (véase la descripción del masaje que aparece más adelante).

- Después del masaje, disfrute del baño durante diez o quince minutos.

- Ilumine el cuarto de baño con una luz tenue o una vela y escuche música tranquilizante.

- Después del baño, beba algo caliente. Puede ser una taza de leche caliente con nuez moscada y miel, o una infusión de manzanilla o de raíz de valeriana. Si desea, coma una galleta pequeña o...

- Si su mente está muy inquieta, dedique unos minutos antes de acostarse a descargar algunos de sus pensamientos y preocupaciones para no tener que pensar en ellos cuando cierre los ojos.

- Lea libros inspiradores o de temas espirituales durante unos minutos antes de acostarse. Evite las novelas dramáticas u otro material de lectura que le produzca inquietud.

- No vea televisión ni trabaje en la cama.

- Una vez en la cama, cierre los ojos y "sienta su cuerpo", es decir, concéntrese en su cuerpo y, si observa tensión, relaje conscientemente el sitio correspondiente.

- Después, observe su respiración normal y natural hasta que concilie el sueño.

Plan de contingencia

· Si aún tiene dificultades para conciliar el sueño, póngase algo tibio sobre el estómago, en la zona del plexo solar. Utilice una bolsa o una almohada caliente para tranquilizar el cuerpo y calmar la mente.

· Repita mentalmente el mantra para dormir: Om Agasthi Shahina.

· Trate de dormir sobre el estómago con los pies colgando fuera de la cama. Si la noche es fría, póngase medias para mantener los dedos calientes.

· Si se despierta durante la noche y tiene dificultad para dormirse nuevamente, trate de reclinarse en un sillón blando y cómodo y cúbrase con una manta. Es posible que le sea más fácil conciliar el sueño estando ligeramente incorporado(a).

· Si todo lo demás falla y no logra dormir bien, ensaye a no dormir en toda la noche y no dormitar durante el día siguiente. A las 9 de la noche del día siguiente tanto su cuerpo como su mente estarán listos para dormir. Esta estrategia podría reorganizarle sus ritmos biológicos.

Vale la pena recordar que si permanece tranquilo(a) en la cama, repitiendo mentalmente el mantra para dormir, su actividad metabólica bajará a un nivel casi igual al del sueño profundo. Aunque su mente continúe un poco activa, su cuerpo obtendrá el reposo profundo que necesita. Por tanto, no se preocupe si no concilia el sueño inmediatamente; no preocuparse le ayudará a caer rápidamente en un sueño profundo.

La falta de sueño reparador acelera el envejecimiento.
El sueño reparador acelera la sanación, minimiza la entropía y
revitaliza la renovación.

El masaje

El masaje le brinda acceso a su farmacia interior. La piel es una fuente rica en hormonas rejuvenecedoras, las cuales pueden liberarse por medio del masaje. Un masaje lento y tranquilizante ayuda a liberar las sustancias naturales relajantes del organismo. Un masaje rápido y vigorizante ayuda a liberar los agentes generadores de energía. Recomendamos el automasaje como un componente valioso de su rutina diaria para revertir el envejecimiento. Con el fin de ayudarse a dormir, hágase el masaje con movimientos lentos y suaves. Para darse energía en las mañanas, hágase un masaje más vigoroso. Si desea perder algunas libras indeseables, hágase el masaje con un guante exfoliante de estropajo.

MASAJE COMPLETO

Para el masaje completo necesitará apenas unas pocas cucharadas de aceite tibio. Comience por el cuero cabelludo con movimientos circulares pequeños, como si estuviera aplicando el champú. Con movimientos suaves aplique el aceite en la frente, las mejillas y el mentón, y después pase a las orejas. Masajee lentamente la parte posterior de las orejas y las sienes para conseguir un efecto calmante.

Masajee el cuello y la nuca con poco aceite y después pase a los hombros. Al masajear los brazos, hágalo con movimientos circulares en los hombros y los codos, y movimientos largos hacia arriba y hacia abajo en los brazos y los antebrazos.

Masajee el pecho, el estómago y el abdomen con movimientos circulares grandes y suaves. Masajee el esternón hacia arriba y hacia abajo. Póngase un poco de aceite en ambas manos y trate de masajear en la medida de lo posible la espalda y la columna.

Con las piernas haga lo mismo que con los brazos, usando movimientos circulares para las rodillas y los tobillos y masajeando las piernas hacia arriba y hacia abajo. Utilice el aceite restante para masajear los pies, prestando atención especial a los dedos.

MASAJE CORTO

Los pies y la cabeza son las partes más importantes del cuerpo que se deben masajear en preparación para un sueño reparador. Con una cucharada de aceite tibio, masajee suavemente la cabeza con los movimientos circulares pequeños descritos anteriormente. Masajee suavemente la frente de lado a lado con la palma de la mano. Masajee suavemente las sienes y después el pabellón de la oreja. Hágase un masaje corto en el cuello y en la nuca.

Con una segunda cucharada de aceite, masajee con movimientos lentos pero firmes las plantas de los pies. Masajee los dedos. Siéntese tranquilamente durante unos minutos mientras el aceite penetra y después tome su baño caliente.

Armonice sus ritmos biológicos con los ritmos de la naturaleza

La naturaleza opera en estaciones, ciclos y ritmos. Todo en este mundo se mueve entre períodos de actividad y de reposo, incluida su fisiología. Nuestro planeta tiene ciclos de día y de noche, además de los ciclos estacionales. Cuando los ritmos biológicos están en consonancia con los ritmos de la naturaleza, el sistema cuerpo/mente se siente vigoroso y saludable. Cuando los biorritmos no están sincronizados con los ciclos naturales se produce un desgaste del cuerpo y de la mente, el cual acelera el envejecimiento.

La tecnología a base de la electricidad existe desde hace

apenas un siglo y, no obstante, muchas personas se han habituado a organizar sus horarios diarios alrededor de los programas nocturnos de la televisión, los mercados que permanecen abiertos toda la noche, los hornos de microondas y los relojes despertadores. La rutina diaria de estas personas no está sincronizada con la naturaleza. De la misma manera que el cambio de horario generado por los viajes en avión ocasiona cambios en el estado de ánimo, problemas de concentración y molestias digestivas, una rutina diaria irregular afecta la mente y el cuerpo. Los efectos son depresión, insomnio, ansiedad, estreñimiento, meteorismo y debilidad inmunológica.

Usted puede armonizar sus ritmos biológicos con los de la naturaleza prestando atención a unos cuantos principios básicos.

Rutina matinal

· No utilice reloj despertador. Deje entreabiertas las cortinas de la alcoba para que se despierte con la luz del sol.

· Desocupe la vejiga y los intestinos tan pronto como se levante. Podrá estimular la eliminación bebiendo un vaso de agua tibia.

· Realice su rutina de ejercicios matutinos (véase el capítulo 7).

· Tome una ducha antes o después del masaje con aceite.

· Medite durante veinte o treinta minutos.

· Desayune cuando sienta hambre.

Rutina del mediodía

· Almuerce tomando conciencia de los alimentos que ingiere.

· El almuerzo debe ser más abundante que la cena de la noche.

· Camine unos diez minutos después de almorzar.

Rutina para el final de la tarde
· Medite durante veinte o treinta minutos antes de cenar y luego realice la rutina de la noche descrita anteriormente.

También es sano estar en consonancia con los ciclos estacionales. Cuando los días se acortan durante el otoño y el invierno, modifique su rutina para equilibrar los cambios en su entorno.

Armonizar los ritmos biológicos con los ritmos de la naturaleza minimiza la entropía y revierte el envejecimiento.

Rutina para el invierno
· Acuéstese más temprano.

· Consuma más alimentos calientes, como sopas, guisos, cereales calientes, a fin de compensar el frío del invierno.

· Beba muchos líquidos calientes, como infusiones de jengibre y otras hierbas.

· Realice el masaje diario y deje una capa delgada de aceite sobre la piel para evitar el resecamiento.

· Mantenga la cabeza cubierta mientras permanezca en el exterior para prevenir los resfríos.

· Si sufre de gripe frecuente durante la estación invernal, ensaye a lavarse la nariz con la ayuda de la jarra para el Neti y el Nasya con aceite. Esto le ayudará a limpiar y proteger los conductos nasales (véase la descripción que aparece a continuación).

Método del Neti y el Nasya

El Neti y el Nasya son métodos tradicionales para purificar y revitalizar las vías respiratorias. De la misma manera que el masaje nutre y rejuvenece la piel, el Neti y el Nasya nutren y rejuvenecen los pasajes nasales. Este proceso también contribuye a disminuir las alergias y la probabilidad de contraer infecciones de las vías respiratorias altas. También es útil antes de viajar en avión, a fin de mantener húmedas las vías respiratorias.

La jarra para el Neti es un recipiente pequeño con un pico, que se coloca suavemente dentro de la fosa nasal para administrar agua con sal. La jarra suele ser de cerámica y tiene capacidad de $^2/_3$ de taza de agua, a la que se le agrega $^1/_8$ de cucharadita de sal.

Ponga el pico de la jarra en una fosa nasal y vierta lentamente el agua tibia con sal. Incline la cabeza de tal manera que el agua entre por una fosa nasal y salga por la otra. Expulse el líquido remanente en las fosas y repita el proceso del otro lado.

El Nasya consiste en aplicar unas pocas gotas de aceite en las membranas nasales. El aceite debe ser de ajonjolí, almendra u oliva, de grado comestible. También se pueden utilizar aceites aromáticos de hierbas que contengan cantidades pequeñas de alcanfor, eucalipto y mentol. Ponga una gota de aceite en el dedo meñique y aplíquela dentro de la nariz. Inhale suavemente y repita lo mismo del otro lado. Este procedimiento se puede repetir entre cuatro y seis veces al día.

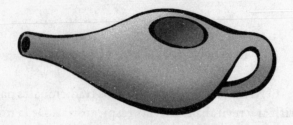

Jarra para el Neti

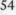 Durante el verano o en climas cálidos puede tomar otras medidas para mantener el equilibrio, prestando atención a las señales cambiantes del ambiente.

Rutina para el verano o en climas cálidos

- Beba mucha agua fresca durante el día.
- Consuma cantidades abundantes de frutas frescas de cosecha local y jugos.
- En general, consuma comidas livianas.
- Realice sus ejercicios temprano en la mañana antes de que aumente el calor.
- Pase más tiempo al aire libre, especialmente al final de la tarde cuando el clima refresque.
- Puede acostarse un poco más tarde en consonancia con el mayor número de horas de sol.

La actividad dinámica durante el día hace posible un sueño reparador en la noche. Recuerde que usted no es independiente de la naturaleza sino que es parte de ella. Sintonícese con los ritmos de la naturaleza para revertir su edad biológica.

Todos los días, en todas las formas,
aumento mi capacidad mental y física.
Mi biostato está graduado en una edad sana de _____ años.
Me veo y me siento de una edad sana de _____ años.

Revierto mi edad biológica:

· *Modificando las percepción que tengo de mi cuerpo, su envejecimiento y el tiempo; y*

· *por medio de dos formas de descanso profundo: reposo consciente y sueño reparador.*

4

Revierta su edad biológica nutriendo su cuerpo amorosamente por medio de una alimentación sana

TERCER PASO PARA TODOS LOS DÍAS

Revierto mi edad biológica nutriendo mi cuerpo amorosamente por medio de una alimentación sana.

La forma de ponerlo en práctica es:

1. *Disfrutando los seis sabores.*
2. *Comiendo conscientemente.*
3. *Obedeciendo las señales de hambre y de saciedad de mi cuerpo.*

El alimento puede sanar y renovar.
Los alimentos pueden ser su remedio
contra el envejecimiento.

Nutrir el cuerpo por medio de una alimentación sana es el tercer paso para revertir el proceso de envejecimiento. Después de la respiración, la alimentación es la cosa más natural del mundo y, a pesar de eso, mucha gente se confunde respecto a la nutrición. ¿Deberían comer más proteínas o más carbohidratos complejos? ¿Son buenos o malos los lácteos? ¿Se deben comer las verduras crudas o mejor cocidas? Considerando la cantidad de información contradictoria que anda por ahí, no sorprende la sensación de perplejidad acerca de cuál es la mejor forma de alimentación.

Constantemente aparecen programas nutricionales nuevos, unos supuestamente mejores que otros, para combatir el envejecimiento, aunque es poca la evidencia que sugiera que un sistema sea claramente más benéfico que otro. Sabemos, con base en estudios confiables, que la probabilidad de vivir una vida más sana y larga aumenta con el consumo de cereales integrales y de verduras y frutas frescas en abundancia, y disminuyendo el consumo de grasa animal. La clave de una dieta para revertir el envejecimiento está en consumir alimentos a la vez muy sanos y deliciosos. Para que el programa tenga éxito debe ser también flexible, porque una dieta difícil de cumplir no es práctica y tampoco perdura. El programa nutricional que presentamos aquí tiene estos componentes esenciales: es balanceado, delicioso y fácil de cumplir, ya sea que usted coma en su casa o salga mucho a restaurantes.

Su cuerpo es un campo de energía, transformación e inteligencia, producto de los alimentos que usted ingiere. Una molécula de azúcar de la manzana que comió ayer al almuerzo puede formar parte del revestimiento de su estómago hoy. Un aminoácido de la porción adicional del queso fresco que comió puede ser ahora una fibra de su músculo bíceps. Una molécula de hierro de su ensalada de espinaca puede ya formar parte de la hemoglobina presente en uno de sus glóbulos rojos. Usted es lo que come.

Cada molécula que usted ingiere pasa por uno de cuatro procesos: (1) es transformada en una parte estructural de su cuerpo; (2) es utilizada como fuente de energía; (3) es almacenada para posible uso futuro; o (4) es eliminada. Cuando usted construye una casa, naturalmente utiliza la mejor madera. Si desea construir un cuerpo nuevo, necesitará los mejores alimentos. No es difícil alimentarse para revertir el envejecimiento. Sólo es cuestión de prestar suficiente atención y tener la intención, a fin de garantizar que esté recibiendo las fuentes de energía y de inteligencia de mejor calidad para crear un cuerpo sano.

Usted es lo que come.

Comprenda el sentido del gusto

Lo instamos a seguir un programa nutricional expansivo en lugar de restrictivo. Sabemos que existen muchas dietas que exigen evitar ciertos tipos de alimentos. Aquellos de los cuales nos hablan más en el Centro Chopra se basan en evitar los lácteos, el trigo y todos los azúcares. Otros programas recomiendan eliminar las verduras oscuras y todos los alimentos ácidos.

Si sabe a ciencia cierta que ciertos alimentos le hacen mal, oiga a su cuerpo. Sin embargo, si ha eliminado ciertos alimentos sólo porque alguien le dijo o leyó en alguna parte que eran malos, podrá incorporarlos lentamente como parte de una dieta balanceada y determinar si en realidad son buenos o malos para usted. Oír al cuerpo es la mejor manera de evaluar si un alimento es bueno o malo.

Según el Ayurveda, todos los alimentos se pueden clasificar de acuerdo con uno o más sabores básicos, a saber:

Dulce

Ácido

Salado

Picante

Amargo

Astringente

El primer principio fundamental de una dieta para revertir el envejecimiento es asegurarse de consumir durante el día alimentos de cada uno de los seis grupos de sabores. Son los sabores creados por la naturaleza para proporcionar los elementos fundamentales requeridos para nutrir el cuerpo. La energía y la inteligencia del mundo natural vienen empacadas en esos seis sabores para nuestro consumo. Veamos cada grupo en más detalle.

DULCE

Los productos que proporcionan el sabor dulce son ricos en carbohidratos, proteínas y grasas. Los granos, los cereales, los panes, las pastas, las nueces, la leche, los lácteos, el pescado, las aves, la carne roja y los aceites se clasifican como alimentos dulces. Entre las frutas dulces están el banano, la cereza, la papaya, el mango, el durazno, la pera y las uvas pasas. Entre las verduras dulces que contienen principalmente carbohidratos complejos se cuentan las alcachofas, los espárragos, la zanahoria, el coliflor, el abelmosco, el zapallo y la batata. Todos los alimentos de origen animal se consideran dulces. Si usted examina su carro del mercado en la caja registradora, reconocerá que consume mayor cantidad de alimentos de esta categoría de sabor que de ninguna otra.

Puesto que la categoría dulce abarca una amplia gama de sustancias comestibles, desde los dulces hasta la quinua, es importante consumir alimentos dulces nutritivos y balanceadores. Esto implica, en términos generales, lo siguiente:

· Prefiera los alimentos ricos en carbohidratos complejos, en particular los granos, los cereales, los panes, los arroces y las pastas integrales. Trate de consumir ocho porciones en el día. Un trozo de pan de centeno tostado, media taza de pasta, una tortilla de trigo integral, medio pan tipo "bagel", media taza de arroz y una patata pequeña son ejemplos de porciones de un carbohidrato complejo.

· Consuma por lo menos entre tres y cinco porciones de fruta fresca todos los días. Un durazno, una pera, un banano, media taza de cerezas y medio melón cantaloupe son ejemplos de porciones de fruta.

· Ingiera por lo menos cinco porciones de verduras todos los días. Media taza de la mayoría de las verduras cocidas y una taza de la mayoría de las verduras de hojas verdes representan una porción. Elija entre una variedad amplia de verduras verdes y amarillas.

· Elija más fuentes de proteína vegetal como fríjoles, leguminosas, nueces y semillas. Aunque las nueces tienen un contenido alto de grasa, ésta es principalmente poliinsaturada o monoinsaturada, la cual es mejor para usted. Las nueces contienen muchos agentes fitoquímicos benéficos y se ha demostrado que reducen los niveles de colesterol.

· Prefiera la leche y los lácteos descremados o bajos en grasa.

· Si consume carne, reduzca al mínimo la carne roja, reemplazándola por pescado de agua fría y aves magras.

Hay una gran polémica en la actualidad acerca del equilibrio ideal de carbohidratos, proteínas y grasas. Los defensores de las dietas muy bajas en grasa se remiten a estudios que demuestran que se puede revertir la enfermedad coronaria y prevenir el cáncer reduciendo la ingesta de grasas saturadas. Los defensores de una dieta baja en carbohidratos sostienen que hay una abundancia sin precedentes de azúcares en la dieta occidental moderna, lo que ha elevado de manera anormal los niveles de insulina, contribuyendo a la obesidad y la diabetes. Si bien la premisa básica de estas dos tesis extremas es válida, nosotros opinamos que la dieta balanceada más sana es una que ofrezca la mayor probabilidad de producir un peso corporal ideal y que pueda seguirse durante toda la vida. Teniendo esto en mente, nuestra recomendación es consumir una buena mezcla de carbohidratos, proteínas y grasas. Aunque no es necesario contar calorías para el programa encaminado a revertir la edad, si usted sigue nuestras recomendaciones tendrá una dieta constituida por un 60 a 68 por ciento de carbohidratos, un 15 a 20 por ciento de proteínas y un 20 a 25 por ciento de grasas. (Si desea calcular la ingesta de fuentes de alimentos dulces, vea el recuadro que aparece más adelante.)

Prefiera los carbohidratos complejos, las fuentes vegetales y marinas de proteína y la grasa del pescado y la de origen vegetal. Utilice para cocinar aceites monoinsaturados como el de oliva, o poliinsaturados como el de canola, cártamo o girasol. Una pequeña cantidad de mantequilla clarificada (menos de una cucharadita al día) agrega sabor y una dosis aceptable de colesterol. Además de reducir su ingesta de grasas saturadas, este plan lo lleva a incrementar de manera natural el consumo de alimentos ricos en fibra que le ayudarán a normalizar la eliminación, a reducir los niveles de colesterol y a disminuir el riesgo de cáncer de las vías digestivas.

Hay alimentos que aceleran el envejecimiento
y la entropía, mientras que otros renuevan
y revitalizan el cuerpo.

Comer para rejuvenecer

Utilice una calculadora para fijar sus objetivos.

Calcule sus calorías diarias multiplicando su peso en libras por 16.

_____ × 16 _____
Peso en libras   Necesidades calóricas diarias

Calcule su ingesta de carbohidratos multiplicando sus calorías diarias por 0.16.

_____ × 0.16 _____
Necesidades calóricas diarias   Gramos de carbohidratos

Calcule su ingesta de proteínas multiplicando sus calorías diarias por 0.041.

_____ × 0.041 _____
Necesidades calóricas diarias   Gramos de proteína

Calcule su ingesta de grasa multiplicando sus calorías diarias por 0.023.

_____ × 0.023 _____
Necesidades calóricas diarias   Gramos de grasa

Ejemplo: Si usted pesa 150 libras, las cifras correspondientes en su caso serán las siguientes:

1. Necesidades calóricas básicas:

150 libras × 16 = 2400 calorías

2. Ingesta diaria de carbohidratos:

    $2400 \times 0.16 = 384$ gramos

3. Ingesta diaria de proteína:

    $2400 \times 0.041 = 98$ gramos

4. Ingesta máxima de grasa:

    $2400 \times 0.023 = 55$ gramos

Con este plan se obtienen las siguientes calorías:

FUENTE CALÓRICA	GRAMOS	CALORÍAS	% DE CALORÍAS DIARIAS
Carbohidratos	384	1536	64
Proteínas	98	392	16
Grasa	55	495	20

ÁCIDO

El sabor ácido es el producto de la acción química de los ácidos orgánicos sobre las papilas gustativas. Todos los ácidos se perciben como tales, incluidos el ácido cítrico, el ácido ascórbico (vitamina C) y el ácido acético (vinagre). Una dosis regular de ácido despierta el apetito y mejora la digestión. También disminuye la velocidad de vaciado del estómago, al reducir el efecto que tienen los carbohidratos de estimular la insulina. Aunque los alimentos desde el queso amarillo hasta el vinagre contienen el sabor ácido, las mejores fuentes del mismo son las frutas frescas, como la manzana, el albaricoque, las bayas, las cerezas, la toronja, las uvas, el limón, la naranja, la piña y el tomate. El yogurt bajo en grasa o sin grasa también es buena fuente del sabor ácido. El yogurt fresco aporta bacterias acidófilas, que ayudan a equilibrar el tracto digestivo.

Los alimentos ácidos por lo general son una fuente excelente de vitamina C y de flavonoides, los cuales protegen contra la enfermedad cardíaca y el cáncer. También aportan fibra soluble, la cual reduce la probabilidad de desarrollar enfermedad coronaria y diabetes. Muchos condimentos fermentados, como los encurtidos, las aceitunas verdes y los chutneys, también contienen el sabor ácido. Aunque ayudan a estimular la digestión, se deben consumir en cantidades reducidas. La mayor parte del sabor ácido se debe obtener a través de porciones abundantes de frutas ácidas, y una menor parte a través de vinagretas, encurtidos y alimentos fermentados.

SALADO

Las sales minerales son un componente esencial de la salud, pero una dieta típica occidental por lo general contiene mucha sal en lugar de poca. El sabor salado estimula la digestión, es ligeramente laxante y tiene un efecto relajante leve. El exceso de sal se asocia con un mayor riesgo de hipertensión y tiene un efecto menor en el desarrollo de la osteoporosis.

Además de la sal de mesa común, el sabor salado está presente en el pescado, la salsa de soya, el tamari, las algas marinas y la mayoría de la salsas. Vigile su ingesta de sal y tenga presente que, si bien es un sabor esencial, debe ingerirse con moderación.

PICANTE

La mayoría de las culturas reconocen el valor del sabor picante, aunque en algunos países lo miran con cautela. Las especias picantes han sido siempre valoradas y solicitadas. Una de las mayores motivaciones del viaje de Cristóbal Colón fue descubrir un camino más corto para llegar a las especias exóticas de la India, muy apreciadas por los europeos.

El sabor picante generalmente se debe a los aceites esenciales ricos en propiedades antioxidantes. Su capacidad de neutralizar los radicales libres causantes del deterioro puede explicar la razón por la cual suelen utilizarse para preservar los alimentos. Los agentes químicos naturales presentes en las especias picantes también son antibacterianos.

La investigación científica moderna ha demostrado que los compuestos naturales contenidos en las fuentes alimenticias picantes como la cebolla, el puerro, la cebolleta y el ajo pueden contribuir a reducir los niveles de colesterol y la presión arterial. Otros estudios han demostrado que estos alimentos picantes pueden proteger contra los agentes cancerígenos presentes en el medio ambiente. El ají, el jengibre, el rábano picante, la mostaza, la pimienta negra y la roja, los rábanos y muchas especias de uso culinario, como la albahaca, la canela, los clavos, el comino, el orégano, la menta, el romero y el tomillo, contienen el sabor picante. Utilícelos generosamente en su dieta tanto por su sabor como por sus beneficios para la salud en lo que se refiere a revertir la edad.

AMARGO

Las verduras amarillas y las verdes son la fuente principal del sabor amargo. Entre las más comunes están los pimientos, el brócoli, la acelga, el apio, la berenjena, las endivias, la espinaca y el calabacín. La mayoría de las hortalizas verdes tienen un sabor amargo que varía entre leve y muy intenso. Este sabor es producto del sinnúmero de sustancias químicas naturales presentes en las verduras, las cuales tienen una amplia gama de efectos para revertir la edad y mejorar la salud. Estos fitoquímicos (del griego *fito,* planta) contribuyen a desintoxicar el cuerpo de los agentes cancerígenos, reducen los niveles de colesterol en la sangre y mejoran la inmunidad.

Todas las verduras contienen vitaminas y minerales esenciales. Los vegetales verdes son buenas fuentes de vitamina B y folato, que ejercen un efecto protector importante contra la enfermedad cardíaca. Las verduras son una fuente importante de fibra soluble e insoluble. La fibra soluble es buena para el corazón, mientras que la insoluble mejora el paso de los alimentos a través de las vías digestivas. Las dietas con alto contenido de fibra se asocian con un menor riesgo de cáncer de seno y del tracto digestivo.

La Sociedad Norteamericana de Cáncer recomienda un mínimo de cinco porciones diarias de frutas y verduras, pero algunos estudios han demostrado que menos del 10 por ciento de los estadounidenses siguen este consejo con regularidad. Nosotros hacemos eco a lo que las madres nos han repetido desde el nacimiento de la humanidad: "cómete las verduras".

También son muchas las hierbas que aportan el sabor amargo y son un componente importante de una dieta sana y balanceada. La manzanilla, el cilantro, las semillas de cilantro, el comino, el eneldo, la alholva, el regaliz, el ruibarbo, el romero, el azafrán, la salvia, el estragón y la cúrcuma son ejemplos de hierbas y especias que contienen el sabor amargo. La mayoría de las hierbas medicinales, como la equinácea, la sábila, el cohosh negro, la genciana, el regaliz, el llantén, la pasionaria, la escutelaria y la hierba de San Juan son predominantemente amargas debido a su concentración elevada de fitoquímicos. La mayoría de las personas no se sienten atraídas por el amargo, aunque este sabor, en pequeñas cantidades, mejora el sabor de los alimentos y contribuye a nuestro bienestar.

La siguiente tabla incluye algunos de los agentes químicos asombrosos que mejoran la salud y revierten la edad y que se encuentran en las frutas y las verduras.

FITOQUÍMICO	ACCIONES	FUENTES
Flavonoides	Antioxidantes, anticancerígenos, protegen contra la enfermedad cardíaca	Cebolla, brócoli, uvas rojas, manzanas, cerezas, cítricos, bayas, tomates
Compuestos fenólicos	Antioxidantes, inhiben los cambios cancerosos	Nueces, bayas, té verde
Licopeno	Anticancerígeno	Tomates, toronja roja

FITOQUÍMICO	ACCIONES	FUENTES
Sulfuros	Anticancerígenos, inhiben la coagulación	Ajo, cebolla, cebolleta
Isotiocianatos	Inhiben el desarrollo del cáncer	Brócoli, repollo, coliflor
Isoflavonas	Bloquean los cánceres estimulados por las hormonas, reducen los niveles de colesterol	Fríjol de soya y derivados de soya
Antocianinas	Antioxidantes, reducen el colesterol, estimulan la inmunidad	Bayas, cerezas, uvas, grosellas
Terpenoides	Antioxidantes, antibacterianos, previenen las úlceras gástricas	Pimientos, canela, rábano picante, romero, tomillo, cúrcuma

ASTRINGENTE

Los alimentos astringentes producen un efecto de arrugamiento de las membranas mucosas. Aunque la ciencia moderna no clasifica la propiedad astringente como un sabor en sí, los agentes químicos naturales que producen ese efecto pueden contribuir en gran medida a mejorar la salud. Entre los alimentos que tienen el sabor astringente están la manzana, la alcachofa, los espárragos, los fríjoles, los pimientos dulces, la leche cortada, el apio, las cerezas, los arándanos rojos, el cohombro, los higos, el limón, las lentejas, los hongos, la granada, las patatas, los fríjoles de soya, las espinacas, el té verde y negro, el queso de soya y los productos de trigo y centeno integral. Los alimentos de sabor astringente ejercen un efecto de compactación sobre la fisiología y son importantes para regular la función digestiva y la cicatrización de las heridas.

Los estudios recientes han demostrado que los agentes

fitoquímicos presentes en el té verde y en el té negro, buenas fuentes del sabor astringente, podrían proteger contra diversas enfermedades, desde el cáncer hasta la enfermedad cardíaca. Los fríjoles, las leguminosas y las arvejas son fuentes excelentes de carbohidratos complejos, y además proporcionan proteína vegetal de buena calidad, junto con fibra soluble e insoluble. Los fríjoles y las leguminosas también nos aportan ácido fólico, calcio y magnesio.

Uno de los cambios principales que se ha visto en la alimentación desde el principio del siglo veinte hasta la llegada del siglo veintiuno es la reducción de las fuentes de proteína vegetal para ser reemplazadas por proteína animal. Este cambio ha traído consigo un aumento del riesgo de enfermedad cardíaca y de cáncer. Agregue una o dos porciones de fríjoles, arvejas o lentejas a su dieta todos los días para rejuvenecer y vivir más tiempo.

Resumen de los seis sabores

SABOR	FUENTE
Dulce	*Prefiera:* cereales integrales, panes, frutas, verduras con almidón, lácteos bajos en grasa orgánica *Reduzca:* azúcares refinados, grasa animal
Ácido	*Prefiera:* cítricos, bayas, tomates *Reduzca:* alimentos encurtidos y fermentados, alcohol
Salado	*Reduzca:* alimentos muy salados como patatas fritas, pasabocas, jugo de tomate procesado
Picante	*Prefiera:* cantidades pequeñas de todos los alimentos picantes, como jengibre, pimientos, cebollas, menta, canela

SABOR	FUENTE
Amargo	*Prefiera:* todas las verduras amarillas y las verdes
Astringente	*Prefiera:* fríjoles, arvejas, lentejas, manzanas, bayas, higos, té verde
	Reduzca: exceso de café

El cuerpo se siente satisfecho
cuando tiene acceso a los seis sabores.

Delicioso y nutritivo

Es fácil seguir un régimen alimenticio acorde con el programa de los seis sabores. Independientemente del tipo de alimento que usted prefiera, podrá mejorar su exquisitez y sus cualidades para la salud asegurándose de consumir una amplia gama de sabores. Los siguientes son ejemplos de comidas que representan una variedad de cocinas étnicas y demuestran cuán práctico es este esquema.

Siete comidas vegetarianas representativas de la cocina regional del mundo

Encontrará las recetas completas al final del libro.

Cocina tailandesa

Caldo con coco, queso de soya y verduras
Curry tailandés amarillo con zanahoria y verduras
Cohombro fresco con albahaca y hierbabuena
Arroz basmati con mango
Guisado de banano y coco

China

Sopa ácida y picante de verduras

Festín de Buda

Queso de soya marinado con ajonjolí

Arroz hervido sencillo

Galletas de almendra

Italiana

Sopa de verduras y fríjoles blancos

Lasagna de berenjena y espinaca con pesto

Cocido de garbanzos y habichuelas

Zanahorias asadas con romero fresco

Sorbete de queso de soya con frambuesas

Mexicana

Sopa de tortilla con aguacate y cilantro

Enchiladas de fríjol negro y batata

Arroz español

Salsa de mango con tomate

Flan de vainilla con miel de arce

Francesa

Crema de espárragos

Torta de espinacas, puerros y patatas

Almondine de habichuelas cocidas

Acelga y rúgula con aderezo de limón y estragón

Peras cocidas con moras

Bistro americano

Sopa de zanahoria con cilantro
Risotto asado de cebada y verduras
Chutney de arándanos rojos y batata
Ensalada de hojas verdes orgánicas con vinagreta de manzana
Mousse de queso de soya con cocoa y praline de almendras

Medio Oriente

Sopa de lentejas con espinacas
Hummus
Tabbule de quinua
Raita de queso de soya cremoso, cohombro y hierbabuena
Ratatouille
Triángulos de pasta filo con nueces de nogal y miel de arce

Para optimizar la digestión

Construimos nuestro cuerpo a partir de los alimentos que ingerimos, de manera que es importante obtener toda la gama de nutrientes requeridos para mantener una buena salud. Según el Ayurveda, es igualmente importante contar con un *poder digestivo* ideal a fin de poder utilizar esos alimentos de la mejor manera posible. La palabra sánscrita para referirse al poder digestivo es *agni*; de ella se deriva el término *ignición*. Podría decirse que agni es el principio de transformación del cuerpo. A fin de garantizar una digestión óptima, le recomendamos prestar atención a unos cuantos principios sencillos relacionados con la forma de comer. Los hemos denominado las "técnicas para comer conscientemente".

TÉCNICAS PARA COMER CONSCIENTEMENTE

Escuche su apetito

A fin de satisfacer sus necesidades, el cuerpo envía mensajes a la mente. Una de las señales más importantes es la del hambre. Si bien son muchas las personas que luchan por evitar unos cuantos kilos y consideran que su apetito es el enemigo, prestar atención a sus mensajes, y obedecerlos, es uno de los aspectos más importantes de un plan nutricional sano. La regla es sencilla: coma cuando tenga hambre y deje de comer cuando se sienta satisfecho(a). Piense que su apetito es una especie de calibrador que va desde 0 (vacío) a 10 (lleno). Nuestra recomendación es que coma cuando realmente sienta hambre (en el nivel 2 ó 3) y deje de comer cuando se sienta satisfecho(a) aunque *no* lleno(a) (6 a 7). Cuando no llenamos el estómago hasta su capacidad máxima, el poder digestivo opera en un nivel óptimo. De la misma forma que la ropa no se lava bien cuando usted llena demasiado la máquina lavadora, los alimentos no se digieren completamente cuando el estómago queda demasiado lleno.

Muchas personas comen porque es la hora de comer, no porque su cuerpo les pida comida. Usted no llenaría el tanque de gasolina de su vehículo si estuviera a la mitad y, no obstante, muchas personas comen cuando todavía están llenas a causa de la comida anterior. Comience a prestar atención a su cuerpo, porque éste es un reflejo de la misma sabiduría del cosmos.

Preste atención

Es fácil excederse en la comida si el ambiente que lo rodea lo distrae mientras come. Aunque muchos de nosotros nos condicionamos a comer mientras vemos televisión, es fácil perder la conciencia y comer de más mientras vemos un drama interesante o una película de aventuras. Asimismo, si comemos mientras trabajamos en un proyecto exigente o mientras hacemos una transacción de negocios, muchas veces pasamos por alto la señal de que el cuerpo ya ha recibido suficiente alimento. Procure proteger las horas de las comidas para que pueda disfrutar de los alimentos en un ambiente tranquilo. Si sufre de desequilibrios digestivos, como acidez o el síndrome del colon irritable, crear un ambiente tranquilo y cómodo mejorará su digestión.

Prefiera los alimentos frescos

Hay alimentos que aceleran el envejecimiento y la entropía mientras que otros renuevan y revitalizan el cuerpo. En general, los alimentos "muertos" contribuyen a la degeneración y el deterioro, mientras que los frescos favorecen la regeneración y la vitalidad. En la mayoría de los casos, mientras menos tiempo transcurra entre el momento de cosechar el alimento y el de consumirlo, mayor es la energía y la inteligencia que éste provee. Esto implica que usted debe reducir al mínimo, en la medida de lo posible, el consumo de alimentos enlatados, congelados y secos. Evite también las sobras del día anterior y las comidas hechas en hornos microondas.

Utilice los alimentos para nutrir su cuerpo,
no para alimentar sus emociones.

Desde el día en que nacemos asociamos el alimento con la seguridad y el consuelo. El seno o el biberón que nos ofrecían cuando estábamos molestos calmaban nuestra inquietud física y emocional. Por consiguiente, es natural que siendo adultos recurramos a la comida cuando nos sentimos estresados o angustiados. Infortunadamente, cuando tratamos de satisfacer nuestra necesidad de amor con el alimento, es difícil que tengamos éxito y el exceso de calorías se almacenará en el cuerpo en forma de grasa. Utilice la comida para satisfacer las necesidades energéticas de su cuerpo y desarrolle relaciones plenas para satisfacer las necesidades de su corazón emocional. Ambos le agradecerán que usted sepa reconocer la diferencia.

Coma más al almuerzo y menos a la hora de la cena

El poder de la digestión es mayor al mediodía. El cuerpo secreta ácidos gástricos, sales biliares y enzimas pancreáticas en forma cíclica durante todo el día, a fin de apoyar la absorción y el metabolismo de los nutrientes esenciales derivados de los alimentos. Hasta la llegada de la revolución industrial, la mayoría de las personas hacían su comida más abundante al mediodía y consumían una cena ligera al caer la noche. Si usted respeta estos patrones de vieja data, podrá mejorar su función digestiva y su sueño. Trate de consumir un almuerzo más abundante y una cena más pequeña y vea si percibe una mejoría en su vitalidad y bienestar.

Avive y equilibre su fuego digestivo

En el Ayurveda, los procesos digestivos se comparan con el fuego de un hogar. A fin de obtener la mayor cantidad de calor y de luz, debemos encender y atizar el fuego. Lo mismo puede decirse del fuego digestivo. Recomendamos encender su fuego antes de cada comida con un aperitivo natural. Esta receta sencilla ayuda a avivar la primera etapa de la digestión, garantizando un buen comienzo para el proceso de metabolización de la comida. Trate de consumir una copa llena antes de cada comida y observará cómo mejora su función digestiva.

Aperitivo natural

*Mezcle partes iguales de jugo de limón,
jugo de raíz de jengibre, agua y miel.*

Agregue una pizca de pimienta negra.

*Beba una copa de dos onzas de este elíxir
natural antes de comer.*

Después de cada comida, recomendamos una mezcla de especias para equilibrar el fuego digestivo. Es una mezcla fácil de preparar, combinando partes iguales de semillas de hinojo tostadas, semillas de cardamomo, semillas de comino y una pizca de azúcar de arce. Mastique una cucharadita de esta mezcla al final de cada comida para mejorar su digestión.

Además del aperitivo natural antes y la mezcla de especias después de cada comida, ensaye a beber infusiones de raíz de jengibre durante el día. Ralle media cucharadita de raíz de jengibre fresca por cada dos tazas de agua caliente y trate de beber entre seis y ocho tazas al día. El jengibre tonifica las vías digestivas, mejorando la digestión, la absorción y la eliminación. Para el Ayurveda, el jengibre es la medicina universal. Si tiene tendencia a la acidez o a la indigestión, utilice el jengibre con prudencia en un principio para que los síntomas no empeoren.

La forma de comer es tan importante
como los alimentos ingeridos.

La dieta no debe ser complicada

No complique su nutrición. No es difícil consumir alimentos nutritivos y deliciosos. Todo este capítulo se puede resumir en cinco principios:

1. Coma cuando tenga hambre; pare cuando haya saciado el hambre.

2. Mastique los alimentos hasta que estén líquidos o semilíquidos antes de tragar.

3. No se lleve el siguiente bocado a la boca hasta que no haya tragado el anterior.

4. No coma de nuevo hasta que no haya digerido la comida anterior (por lo menos tres horas).

5. Incluya los seis sabores en sus comidas del día.

Coma para celebrar

Es fácil confundirse al pensar en un régimen alimenticio para vivir una vida larga y sana. Es enorme la cantidad de información contradictoria proveniente de los expertos en nutrición que proponen toda una variedad de esquemas. Aunque todas las dietas tienen algo de sabio, para que cualquier régimen surta efecto debe ser exquisito, balanceado, práctico y sostenible. Ensaye nuestras recomendaciones durante un mes y observe la infusión de vitalidad en su cuerpo y en su mente. Este programa le ayudará a rejuvenecer y a vivir más tiempo.

Todos los días, en todas las formas, aumento
mi capacidad mental y física.
Mi biostato está graduado en una edad sana de _____ años.
Me veo y me siento de una edad sana de _____ años.

Revierto mi edad biológica:

· *Modificando la percepción que tengo de mi cuerpo, su*
  envejecimiento y el tiempo;

· *por medio de dos formas de descanso profundo: reposo*
  consciente y sueño reparador;

· *nutriendo mi cuerpo por medio de una alimentación sana.*

5

Revierta su edad biológica utilizando sabiamente los complementos nutricionales

CUARTO PASO PARA TODOS LOS DÍAS

Revierto mi edad biológica consumiendo complementos nutricionales que ejercen un efecto directo sobre la prevención de las enfermedades.

La forma de ponerlo en práctica es:

1. *Conociendo los efectos biológicos de los nutrientes inteligentes.*

2. *Ingiriendo esos nutrientes todos los días.*

3. *Realizando rituales diarios que me permitan concentrar mi atención y mi intención a fin de intensificar los efectos de los nutrientes.*

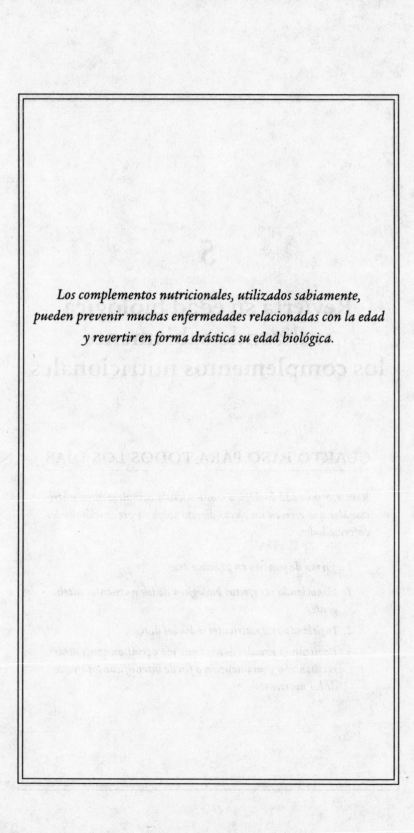

Los complementos nutricionales, utilizados sabiamente,
pueden prevenir muchas enfermedades relacionadas con la edad
y revertir en forma drástica su edad biológica.

Aunque a todos nos gustaría creer que una alimentación sana es lo único que se necesita para tener buena salud, hay una evidencia creciente de que el uso apropiado de los suplementos nutricionales puede generar un nivel de bienestar superior al que se logra con los solos alimentos. En todo caso, consumir alimentos sanos es más importante que ingerir nutrientes concentrados, razón por la cual preferimos llamarlos *complementos* en lugar de *suplementos*. El propósito de emplear este término es recordarle que estos aliados nutricionales no reemplazan una buena alimentación, sino que mejoran el nivel de la nutrición. Puesto que ahora sabemos que los niveles elevados de ciertos nutrientes sirven para reducir el riesgo de muchos problemas de salud asociados con el envejecimiento, debemos reconocer el importante papel de los complementos nutricionales como promotores de la salud.

Nuestro cuerpo es un campo de energía, transformación e inteligencia. Tiene una gran facilidad para adquirir, transformar, almacenar y liberar energía. Las fuentes primarias de esa energía son los carbohidratos, las proteínas y las grasas presentes en los alimentos. Los alimentos también proporcionan agentes químicos naturales —vitaminas, minerales y oligoelementos—, necesarios para utilizar eficientemente la energía que ellos aportan. Otros componentes nutricionales, como es el caso de los antioxidantes, son esenciales para proteger a las células y a los tejidos contra las toxinas nocivas de los ambientes interno y externo. Por último, como vimos en el capítulo anterior, muchos alimentos de origen vegetal contienen fitoquímicos, sustancias vegetales esenciales que ayudan a protegernos contra una amplia variedad de enfermedades.

Las personas que reciben "dosis" adecuadas de nutrientes esenciales a través de los alimentos que consumen, en general viven una vida más sana y prolongada que quienes consumen una dieta deficiente en nutrientes. Sin embargo, cada vez es más claro que algunos nutrientes tienen beneficios adicionales cuando están presentes en cantidades mayores que las que se obtienen a través de la alimentación corriente. Hemos llegado a creer que complementar una dieta bien balanceada con suplementos nutricionales es una oportunidad excelente para mantener y mejorar la vitalidad. Veamos los fundamentos de la suplementación nutricional.

Vitaminas: los nutrientes vitales

Las vitaminas son sustancias orgánicas de las cuales se necesitan cantidades minúsculas para mantener la salud. Puesto que el cuerpo no las fabrica, deben provenir de fuentes externas. En Estados Unidos, las juntas de expertos en nutrición auspiciadas por el gobierno han desarrollado pautas para trece vitaminas y quince minerales. Muchas de las "dosis diarias recomendadas" se basan en los niveles que impiden alguna enfermedad por deficiencia vitamínica conocida, aunque los efectos promotores de la salud de algunos nutrientes se consiguen con niveles muy superiores a los recomendados actualmente. Aunque hay un flujo continuo de datos nuevos sobre la función apropiada de los suplementos nutricionales, pensamos que hay suficiente información confiable para ofrecer unas sugerencias prácticas y equilibradas. Al final del capítulo encontrará la síntesis de nuestras recomendaciones para la suplementación nutricional.

Vitaminas solubles en agua

Entre las vitaminas solubles en agua se cuentan el grupo de la vitamina B y la C. Se almacenan apenas en cantidades reduci-

VITAMINA	PROPÓSITO	SÍNTOMAS Y SIGNOS DE DEFICIENCIA	FUENTES ALIMENTICIAS	DOSIS DIARIA RECOMENDADA
B1 (Tiamina)	Metabolismo de las proteínas, los carbohidratos y las grasas	Fatiga, pérdida de peso, debilidad, problemas cardiacos, confusión, problemas nerviosos	Trigo integral, nueces, frijoles, coliflor, carnes	1.0 a 1.5 mg
B2 (Riboflavina)	Metabolismo de los ácidos grasos y los aminoácidos	Irritación de las mucosas, cambios oculares, problemas nerviosos	Lácteos, huevos, hortalizas de hojas verdes, espárragos, pescado, hígado	1.2 a 1.8 mg
Niacina	Metabolismo de los carbohidratos, las proteínas y las grasas	Cambios cutáneos, diarrea, problemas del sistema nervioso	Leche, huevos, leguminosas, cereales integrales, aves, carnes	15 a 20 mg
B6 (Piridoxina)	Metabolismo de los aminoácidos y los neurotransmisores	Debilidad, problemas del sistema nervioso, problemas de glóbulos blancos	Frijol de soya, nueces, banano, aguacate, huevos, carnes	1.4 a 2.2. mg
Ácido fólico	Metabolismo de los aminoácidos, síntesis del ADN	Anemia, debilidad, cambios mentales, trastornos digestivos	Hojas de color verde oscuro, arvejas, germen de trigo, habas	400 mcg
B12 (Cobalamina)	Metabolismo de los aminoácidos y de los ácidos grasos	Anemia, fatiga, problemas del sistema nervioso	Leche, mariscos, frijol de soya fermentado, queso, carnes	2.0 mcg
Biotina	Metabolismo de las proteínas, las grasas y los carbohidratos	Problemas cutáneos y cardíacos, fatiga, anemia	Lácteos, melaza, nueces	30 a 100 mcg
Ácido pantoténico	Metabolismo de los ácidos grasos y neurotransmisores	Fatiga, trastornos digestivos, problemas nerviosos	Cereales integrales, queso, frijoles, nueces, dátiles, pescados, carnes	4 a 7 mg
C (Ácido ascórbico)	Antioxidante, formación de colágeno, metabolismo de los neurotransmisores	Mala cicatrización, sangrado, anemia	Cítricos, tomates, hortalizas de hojas verdes, arvejas	60 mg

das en los tejidos corporales, razón por la cual deben consumirse a diario. Las vitaminas del grupo B operan con los sistemas enzimáticos para metabolizar los alimentos y formar bioquímicos esenciales. En la tabla de la página anterior aparecen cada una de las vitaminas solubles en agua, su importancia, los signos y síntomas de su deficiencia, las fuentes alimenticias que las contienen y la dosis diaria recomendada.

Vitaminas liposolubles

Entre las vitaminas solubles en grasa se cuentan la A, la D, la E, la K y el caroteno beta. Estas vitaminas se almacenan en el hígado y pueden llegar a acumularse hasta niveles tóxicos puesto que se excretan muy lentamente. En las dosis apropiadas, las vitaminas liposolubles son esenciales para mantener la inmunidad, la resistencia ósea y la función de coagulación. En la página siguiente aparecen las funciones, las consecuencias de su deficiencia, las fuentes más comunes y la dosis diaria recomendada de estas vitaminas.

Los nutrientes como remedios

Nadie muere de vejez. Todos morimos a causa de las enfermedades comunes de la ancianidad. Aunque la medicina moderna desarrolla constantemente nuevos métodos para tratar las enfermedades que nos producen sufrimiento y nos acortan la vida, cada vez hay mayor evidencia de que podemos reducir este riesgo y la incapacidad provocada por las afecciones comunes de la humanidad por medio de métodos nutricionales. En esta sección exploraremos cinco condiciones en las cuales pueden ser de utilidad los regímenes alimenticios: la enfermedad cardíaca, el cáncer, la pérdida de la memoria, la artritis y la debilidad inmunológica.

VITAMINA	PROPÓSITO	SÍNTOMAS Y SIGNOS DE DEFICIENCIA	FUENTES ALIMENTICIAS	DOSIS DIARIA RECOMENDADA
A	Mantiene la función visual, la integridad de la piel y de las mucosas, inmunidad	Problemas de piel, ceguera nocturna, formación de huesos débiles	Lácteos, verduras amarillas y verdes (zanahoria, zapallo, pimientos) y frutas anaranjadas (albaricoque, papaya), yema de huevo	4000 a 5000 UI
Carotenoides (caroteno beta)	Antioxidantes, fortalecen la inmunidad	Mayor riesgo de enfermedad cardiaca y cáncer	Verduras amarillas y verdes (batata, calabazas) y frutas anaranjadas (melón cantaloupe, durazno)	Se convierten en vitamina A según las necesidades
D (colecalciferol, ergocalciferol)	Regula el calcio y el fósforo	Debilidad ósea	Aceite de pescado, pescado grasoso, lácteos fortificados, yema de huevo, mantequilla	200 a 400 UI
E (tocoferol alfa, beta, gama)	Antioxidante, protege las membranas celulares	Sistema nervioso, células sanguíneas, problemas del sistema reproductivo	Aceites vegetales y de semillas, cereales integrales, hojas verdes, mantequilla, nueces	12 a 18 UI
K (filo y menaquinona)	Ayuda a la síntesis de los factores de coagulación	Tiempo prolongado de coagulación, sangrado	Hojas de color verde oscuro, brócoli, leguminosas	45 a 80 mcg

Nutrición para el corazón

La enfermedad cardíaca es la primera causa de muerte y de enfermedad seria en nuestra sociedad. Seguramente usted ya sabe que el tabaquismo, la presión arterial, los niveles elevados de colesterol en la sangre y la falta de ejercicio físico contribuyen al riesgo de la enfermedad cardiovascular. La hostilidad como actitud mental también incrementa la susceptibilidad a los bloqueos cardíacos. Nos referiremos a otros temas relacionados con el estilo de vida en este libro, pero por ahora concentrémonos en el papel de los complementos nutricionales.

Las vitaminas antioxidantes y la enfermedad cardíaca

Los estudios han demostrado que las formas oxidadas de colesterol se depositan más fácilmente en los vasos sanguíneos, pudiendo llegar a bloquearlos. Las vitaminas antioxidantes pueden reducir la formación del colesterol "malo" y disminuir el riesgo de ataques cardíacos. Se ha estudiado el papel de las tres vitaminas antioxidantes principales y se ha demostrado que la vitamina E es la más benéfica, que la C es la menos benéfica y que los carotenoides tienen una eficacia intermedia.

Los estudios realizados sobre la vitamina E durante los últimos treinta años han confirmado en términos generales su efecto de reducir el riesgo cardíaco cuando se consume en dosis diarias de 100 a 800 UI. En uno de los estudios más extensos se observó una reducción del 47 por ciento en la tasa de ataques cardíacos en dos grupos de hombres que tomaron 400 u 800 UI de vitamina E durante un promedio de año y medio. La mayoría de los otros estudios con hombres y mujeres han confirmado los beneficios de la vitamina E en lo que se refiere a reducir la enfermedad cardíaca.

Aunque los estudios indican que las dietas ricas en caroteno beta ofrecen cierta protección contra la enfermedad cardíaca, ningún estudio hasta la fecha ha demostrado de manera convincente que la suplementación con carotenoides ofrezca un beneficio claro. En efecto, en un estudio extenso, en el cual a los fumadores se les dieron suplementos de vitamina A y caroteno beta, realmente se observó un ligero aumento de muertes por cáncer de pulmón y por ataque cardíaco. Aunque todavía hay mucha polémica sobre el significado de este informe, la conclusión fundamental sobre los carotenoides y la enfermedad cardíaca es que es mejor comer zanahorias que exagerar con la suplementación.

Aunque está claro que la vitamina C es importante para mantener la salud de los vasos sanguíneos, los estudios no han sido constantes en demostrar que la suplementación con vitamina C reduzca el riesgo de la enfermedad cardíaca. Lo mismo que con los carotenoides, las personas que consumen una alimentación rica en fuentes naturales de vitamina C sufren menos de enfermedad cardíaca que quienes consumen dietas menos abundantes en frutas y verduras frescas. Es de pensarse también que las personas que consumen fuentes naturales de vitamina C en abundancia tienen, en general, un estilo de vida sano, que no se puede reemplazar con la simple suplementación de vitaminas.

Un antioxidante al cual se le ha venido prestando mucha atención es la coenzima Q10 o CoQ10. Es un antioxidante natural conocido también como ubicuinona debido a su presencia *ubicua* en los sistemas vivos. Los estudios han demostrado que mejora la función del músculo cardíaco y puede ayudar a las personas con enfermedad coronaria, hipertensión e insuficiencia cardíaca congestiva. Aunque todavía no sabemos lo suficiente sobre esta sustancia como para recomendar su uso universal, creemos que vale la pena que usted hable con su médico al respecto si enfrenta la probabilidad de una enfermedad cardíaca.

El folato, las vitaminas B12 y B6, la homocisteína y la enfermedad cardíaca

Uno de los descubrimientos nutricionales recientes más importantes ha sido el reconocimiento de que un nivel elevado del aminoácido homocisteína en la sangre se asocia con un mayor riesgo de enfermedad coronaria. Este aminoácido puede aumentar el desarrollo de la arteriosclerosis y la probabilidad de formación de coágulos. Las vitaminas B6, B12 y el ácido fólico son importantes para reducir las cantidades circulantes de homocisteína en la sangre. La suplementación con ácido fólico (400 mcg a 5 mg) junto con las vitaminas B6 y B12 puede reducir los niveles de homocisteína y frenar el desarrollo de la enfermedad coronaria.

Para prevenir el cáncer

A pesar de los avances logrados en lo que a comprender, diagnosticar y tratar el cáncer se refiere, esta temida enfermedad sigue siendo la segunda causa principal de muerte en la sociedad estadounidense. Son pocas las situaciones críticas de la vida en las cuales la prevención nos permite cosechar tantos beneficios. Aunque todavía es mucho lo que desconocemos sobre el cáncer, disponemos de información suficiente para saber que las dietas ricas en nutrientes antioxidantes ejercen un efecto protector contra las toxinas internas y externas capaces de desencadenar la transformación maligna de las células. Hay menos claridad con respecto a los beneficios adicionales que podrían lograrse con una suplementación nutricional. La siguiente es nuestra posición actual sobre el papel de los nutrientes en el cáncer.

La vitamina A, los carotenoides y el cáncer

Si bien podría esperarse que las personas con un riesgo elevado de cáncer podrían beneficiarse al consumir caroteno beta, hay tres estudios diferentes que no han podido establecer un beneficio, por lo menos hasta la fecha. En estudios con hombres y mujeres fumadores y en hombres expuestos al asbesto, el caroteno beta no ofreció protección contra el cáncer pulmonar, mientras que dos estudios demostraron, por el contrario, un riesgo mayor en las personas que consumieron los carotenoides.

Los estudios de laboratorio han revelado que la vitamina A y diversos carotenoides pueden frenar el crecimiento de los cánceres de próstata, del cuello uterino, de la boca y de la piel. Sin embargo, los estudios en los que se documentaron los beneficios clínicos de la suplementación no han sido convincentes. Uno de los carotenoides más interesantes es el licopeno, el cual se encuentra en concentraciones elevadas en el tomate. Este poderoso antioxidante al parecer confiere protección contra el cáncer de próstata, lo que constituye un buen incentivo para consumir tomate con regularidad. Nuestra conclusión es que se debe consumir una dieta rica en fuentes naturales de carotenoides y utilizar con buen criterio los suplementos, garantizando una ingesta básica sana.

La vitamina E y el cáncer
Durante muchos años, los estudios en animales de laboratorio han demostrado que la vitamina E puede reducir la incidencia de diversos tipos de cáncer, y han sugerido que podría ser benéfica también para los seres humanos. Un estudio extenso realizado en la China demostró que las personas que ingirieron dosis suplementarias de caroteno beta, vitamina E y selenio todos los días presentaron tasas significativamente menores de cáncer en comparación con quienes recibieron otros regímenes nutricionales. Otros informes han corroborado la opinión de que la vitamina E puede proteger contra el cáncer de la boca, de la garganta y de la próstata. Es esencial consumir una buena porción diaria de este poderoso antioxidante para mantener el bienestar y la vitalidad.

La vitamina C y el cáncer
Al igual que con otras vitaminas antioxidantes, el mayor trabajo de investigación sobre la vitamina C y su efecto protector contra el cáncer se ha realizado a nivel de laboratorio y no de estudios clínicos. Hay indicios de que la vitamina C puede reducir el riesgo de cánceres del sistema reproductivo femenino, la garganta, las vías digestivas y el sistema respiratorio. Sin embargo, aún está por demostrarse si estos hallazgos de laboratorio son relevantes para los seres humanos. Puesto que esta vitamina en general se tolera fácilmente, hasta en dosis excepcionalmente altas, muchos nutricionistas recomiendan consu-

mir una dosis diaria superior a los 60 miligramos recomendados actualmente.

LOS NUTRIENTES Y LA MEMORIA

Todos pensamos que la lucidez mental y la buena memoria son esenciales para la salud y el bienestar. La buena nutrición es un aspecto importante de la claridad mental y se ha demostrado que algunos suplementos nutricionales son benéficos en este sentido. Los estudios sobre la vitamina E, tanto en animales como en seres humanos, sugieren que sus propiedades antioxidantes protegen a las células cerebrales contra las fuerzas tóxicas que dañan la memoria. En un estudio extenso de una población de personas mayores se observó una correlación entre el nivel bajo de vitamina E y los problemas de memoria. Cuando a los pacientes con Alzheimer se les administra vitamina E, su deterioro es menor. Nosotros estamos convencidos, en general, de que la dosis diaria de vitamina E puede ayudar a mantener la claridad mental.

El ginkgo biloba ha recibido cada vez mayor atención como agente natural para mejorar la memoria. El ginkgo, derivado del árbol más antiguo del mundo, puede mejorar el desempeño mental de las personas, independientemente de que tengan o no problemas de memoria. En la actualidad se consigue en todas partes un extracto normalizado que puede ser un buen aliado en el mantenimiento de la capacidad mental. La dosis diaria de ginkgo es de 120 a 240 miligramos. En vista de algunos informes sobre complicaciones de sangrado, no se debe consumir este agente natural junto con los medicamentos para adelgazar la sangre.

La acetilcolina, una sustancia química presente en el cerebro, al parecer desempeña un papel especialmente importante en lo que se refiere a almacenar, recuperar y comunicar la información de la memoria. Durante muchos años, los científicos han tratado de mejorar la función de la acetilcolina por medio de sustancias tanto sintéticas como naturales, con resultados apenas modestos. El uso de la fosfatidilserina, un compuesto derivado de la soya, podría mejorar la producción de acetilcolina y ha demostrado beneficiar ligeramente la memoria. Toda la fosfatidilserina comercial es derivada de la soya. Los estudios que han demostrado el beneficio de este agente para la memoria se han realizado utilizando cerca de 300 miligramos al día. Varias compañías productoras de suplementos nutricionales producen actualmente esta sustancia.

Otro suplemento nutricional que puede incrementar los niveles de acetilcolina es la acetil-L-carnitina (ALC). Esta sustancia natural es importante para la producción de energía en las células musculares y al parecer desempeña un papel especial en las neuronas. La ALC se ha investigado en pacientes con enfermedad de Alzheimer y ha demostrado frenar el avance de la pérdida de la memoria, en particular en los pacientes de menor edad. También ha demostrado mejorar el deterioro de la memoria en las personas ancianas sin una demencia definida. Además de ayudar con la atención y ciertas destrezas de aprendizaje, la ALC ha demostrado ser útil para reducir los síntomas de la depresión.

Aparte de la influencia de la carnitina sobre la mente y las emociones, los estudios sugieren que podría mejorar la función cardíaca y nerviosa de los diabéticos. En la actualidad hay varias compañías que producen la L-carnitina y la acetil-L-carnitina en cápsulas de 250 miligramos. A estas sustancias se les han atribuido muy pocos efectos secundarios, aparte del malestar digestivo. Los estudios con ALC en pacientes con enfermedad de Alzheimer se han realizado con dosis de 1 a 3 gramos diarios, y pueden pasar meses antes de que se reconozcan los beneficios. Si usted o alguno de sus seres queridos está experimentando una pérdida progresiva de la memoria, valdría la pena ensayar la ALC, pero aparte de esa situación, no creemos que se deba suplementar de rutina la dieta con una dosis adicional de carnitina.

NUTRICIÓN PARA LA SALUD DE LAS ARTICULACIONES

Tener la vitalidad de la juventud implica tener la facilidad de moverse sin que haya malestar. El dolor articular y la artritis pueden interferir con la calidad de vida y hacer que se sienta más viejo(a) de lo que es. Cada vez hay más información acerca de los esquemas nutricionales que pueden mejorar la salud articular y reducir las molestias y la incapacidad producidas por la inflamación y la degeneración de las articulaciones. Las vitaminas A, C, D y E ejercen funciones importantes al proteger a las articulaciones contra el desgaste provocado por el movimiento. Un estudio reciente del Centro de Artritis de la Universidad de Boston reveló que la mayor ingesta de vitamina C, y de vitamina E y caroteno beta (aunque en menor medida), estaba asociada con menor incidencia de artritis degenerativa y dolor. Otros informes sugieren que las propiedades antioxidantes de la vitamina E sirven para calmar la inflamación de la artritis reumatoidea. La niacinamida, una vitamina del grupo B, también puede ayudar a amortiguar la producción de agentes químicos inflamatorios que contribuyen a los problemas articulares.

Los ácidos grasos y la química de la inflamación

La sangre es un caldo rico en agentes bioquímicos sobre los que inciden los nutrientes que consumimos. Las sustancias conocidas como citoquinas son reguladores importantes de la inflamación, y los tipos de grasas y aceites que ingerimos pueden ejercer influencia sobre ellas. Aunque el proceso es complejo, cada vez hay más evidencia de que un mayor consumo de los ácidos grasos omega 3 puede reducir el nivel de las reacciones inflamatorias indeseables. Los alimentos ricos en ácidos grasos omega 3 son la semilla de linaza y los peces de agua fría como el salmón, el atún y el arenque. Estos alimentos también confieren alguna protección contra la enfermedad coronaria.

Los nutrientes para las articulaciones

El sulfato de glucosamina es un constituyente natural del cartílago. Varios estudios encaminados a investigar la suplementación de la dieta con esta sustancia han demostrado que reduce el dolor y mejora la función articular. Según los estudios, se absorbe sorprendentemente bien en el tracto digestivo y es tan eficaz como los medicamentos antiinflamatorios corrientes, produciendo menos efectos secundarios. La dosis usual de sulfato de glucosamina es de 500 miligramos tres veces al día.

LOS NUTRIENTES DE LA INMUNIDAD

Un sistema inmunológico sano refleja nuestro estado de salud y vitalidad y es necesario para garantizarlo. Cuando el sistema inmunológico funciona a un nivel óptimo, responde a los desafíos de acuerdo con la amenaza, sin exagerar ni menguar su respuesta. En muchos informes se ha documentado que con el envejecimiento se altera la función inmunológica, lo que hace que las personas desarrollen susceptibilidad a las infecciones y al cáncer. Tener un sistema inmunológico sano y una vida saludable es esencialmente cuestión de poder diferenciar las influencias que pueden nutrirnos de aquellas que podrían ser tóxicas. A fin de rejuvenecer y vivir más tiempo, es esencial mantener un sistema inmunológico sano.

Desde hace decenios se vienen estudiando los aspectos nutricionales de la inmunidad y está claro que una persona bien nutrida está en mejores condiciones de generar una buena respuesta inmunitaria que una persona mal nutrida. El sistema antioxidante, en particular, desempeña un papel fundamental. Es esencial contar con niveles elevados de vitaminas E, A, C y carotenoides, junto con los minerales selenio, zinc y cobre, para responder a los retos internos y externos contra nuestro bienestar. Por ejemplo, un estudio reciente de la Universidad Tufts reveló que las dosis suplementarias de vitamina E pueden mejorar la inmunidad de las personas sanas, a una dosis diaria óptima de 200 UI. Otros estudios relacionados con la vitamina C y el caroteno beta también indican que los niveles abundantes de esos antioxidantes son importantes para una inmunidad óptima.

Nutrientes en el horizonte

A medida que crece el interés por el papel de la nutrición en la salud comienzan a aparecer en el mercado sustancias nuevas que prometen revertir el envejecimiento y a la vez mejorar la salud y la vitalidad. La mayoría de esas promesas se basan en estudios limitados que, aunque generan curiosidad, no son concluyentes. Podría ser que algunos de esos "nutracéuticos" tengan un valor real, pero creemos que es demasiado pronto para justificar que se incluyan como parte de nuestro programa nutricional. En esta sección analizaremos varias de estas sustancias que se encuentran en el "horizonte" y lo instamos a estudiarlas por su cuenta antes de incluirlas en su programa nutricional.

S-ADENOSIL-METIONINA (SAME)

La SAME es un compuesto natural fabricado por el cuerpo a partir del aminoácido metionina. Participa en muchas reacciones metabólicas importantes como la producción de sustancias químicas cerebrales esenciales. Los estudios de personas con depresión parecen indicar que dosis suplementarias de 1600 miligramos diarios de este compuesto mejoran el estado de ánimo en un 60 por ciento de los casos, en un lapso de una a dos semanas.

La SAME está disponible en los Estados Unidos desde hace unos pocos años y sigue siendo costosa. Por lo general, se vende en tabletas de 200 miligramos a más de 2.50 dólares cada una, de modo que la dosis diaria normal podría costar hasta 20 dólares. Aunque los efectos secundarios son leves, puede haber náusea, dolor de cabeza, debilidad y palpitaciones infrecuentes. Algunos proponentes de la SAME dicen que no debe utilizarse en la enfermedad bipolar porque podría agravar la fase de la manía. Se ha utilizado en dosis menores de 800 miligramos diarios para tratar la fibromialgia. Se recomienda tomar la SAME junto con las vitaminas B6, B12 y el ácido fólico, a fin de mejorar su eficacia.

La SAME puede ser una alternativa eficaz para los medicamentos antidepresivos, pero creemos que es necesario realizar más estudios científicos antes de poder recomendar su uso rutinario. Si se siente agotado(a) y triste permanentemente, por favor consulte a su médico para hablar de todas las posibles opciones de tratamiento, incluida la SAME.

HORMONA DEL CRECIMIENTO

En 1990, el doctor Daniel Rudman y sus colegas publicaron un artículo muy interesante en el *New England Journal of Medicine* en el que informaban haber administrado inyecciones de hormona del crecimiento (hGH) a hombres entre los sesenta y los ochenta años de edad tres veces a la semana durante seis meses. Al terminar el estudio, los hombres que habían recibido las inyecciones presentaban un aumento de la masa corporal magra, una disminución del contenido de grasa y un aumento en el espesor de la piel. En un principio, estos resultados se diseminaron con mucho entusiasmo como evidencia de que la hGH era la tan buscada fuente de la juventud. Infortunadamente, estudios posteriores revelaron la presencia de efectos secundarios indeseables como consecuencia del uso constante de la hormona. Fue necesario suspender las inyecciones en varios hombres que presentaron el síndrome del túnel del carpo, edema, dolores articulares o hinchazón de la mama. Otros estudios revelaron que, pese a que la persona desarrollaba una mayor masa muscular con la hGH, no adquiría mayor fuerza. En efecto, no se lograba beneficio alguno añadiendo la hormona del crecimiento a un buen programa de ejercicio.

En vista del costo elevado y de la inconveniencia de las inyecciones de hGH, se han hecho intentos por estimular la producción y la liberación de la hormona por medio de la ingesta oral de aminoácidos. Desde hace años se sabe que el aminoácido arginina, administrado por vía endovenosa, aumenta el nivel de la hormona del crecimiento. Los esfuerzos por incrementar los niveles de la hormona mediante la arginina oral han producido resultados mixtos. Considerando toda la información existente hasta la fecha, no creemos que haya evidencia suficiente para sustentar el beneficio a largo plazo de manipular farmacológicamente los niveles de la hormona del crecimiento. Seguiremos atentos a los resultados de la investigación en ese campo.

DEHIDROEPIANDROSTERONA (DHEA)

Esta hormona natural producida por las glándulas suprarrenales debe tener un propósito, pero a pesar de haberse identificado hace más de cincuenta años, los científicos aún no dilucidan su función. Se sabe que producimos muy poca DHEA durante los primeros años de vida, fabricamos mucha entre los veinte y los cuarenta y después suspendemos gradualmente su producción hasta el punto de que, al llegar a los setenta años, tenemos menos DHEA de la que teníamos en la adolescencia. Los efectos de la administración de suplementos de DHEA en animales y seres humanos han arrojado resultados contradictorios que han dado lugar a polémica. Algunos partidarios entusiastas promueven la DHEA diciendo que es el elixir contra el envejecimiento, mientras que la mayoría de los científicos médicos creen que se necesitan más estudios para determinar sus efectos en el largo plazo y sus riesgos para la salud. Entre los miles de estudios sobre esta interesante hormona, hay informes que dicen que puede aliviar la depresión, mejorar ciertos aspectos de la memoria, reducir la grasa corporal y mejorar la inmunidad. En un estudio realizado recientemente en Francia se administró a mujeres y hombres entre los sesenta y los ochenta años de edad una dosis diaria de 50 miligramos de DHEA y se los comparó con otras personas que recibieron placebo. Al terminar el año del experimento, se observaron efectos benéficos leves en la piel de los hombres más jóvenes, mientras que hubo una mejoría moderada de la piel, los huesos y la libido de las mujeres de más de setenta años. Se desconoce si estos efectos se deben a que la DHEA se convierte en hormonas masculinas o femeninas, o a que la DHEA ejerce una acción específica por sí sola. Infortunadamente, casi por cada estudio que sugiere un beneficio, por lo general hay otro que no lo confirma. Aunque son poco comunes los efectos secundarios serios, la DHEA se convierte en hormonas masculinas y femeninas y podría causar problemas de salud, desde el acné hasta la activación del cáncer de seno y de próstata y desórdenes psiquiátricos. El otro motivo de preocupación es que realmente no conocemos los efectos secundarios que la DHEA pueda provocar en el largo plazo. Aunque el estudio francés duró un año, la mayoría de las investigaciones que muestran beneficios o que no muestran beneficio alguno han durado menos de tres meses. Pensamos que aún son muchas las preguntas que se deben responder antes de poder recomendar el uso rutinario de esta hormona fascinante. Continuaremos observando con gran interés la DHEA y le ofreceremos la información actualizada que vayamos obteniendo. Entretanto, nos tranquiliza un poco el estudio que demostró que las personas que practican regularmente la meditación tienen niveles de DHEA más elevados que quienes no meditan.

COMPUESTOS FENÓLICOS

Los científicos de la nutrición han identificado muchas sustancias derivadas de los alimentos que promueven la salud. Los miembros de la familia química natural de las plantas denominados compuestos fenólicos han atraído mucha atención por sus propiedades antioxidantes poderosas. Algunas de las sustancias de las que usted quizás haya oído hablar son los bioflavonoides, los isoflavonoides, las catequinas y las proantocianidinas. Se ha demostrado que algunos de estos agentes químicos naturales presentes en el té verde, las bayas, la cáscara y las semillas de las uvas, y también en la corteza del pino, son barredores de radicales libres más eficaces que las vitaminas C y E. Las propiedades antioxidantes de las proantocianidinas, derivadas de las uvas, podrían explicar el efecto benéfico del vino sobre el corazón. Además de cumplir una posible función de protección contra la enfermedad cardíaca, estas sustancias también podrían proteger contra el cáncer, las condiciones degenerativas del cerebro y la degeneración macular de los ojos.

El resultado de estos estudios es que muchas compañías productoras de suplementos alimenticios están ofreciendo cápsulas concentradas de estos agentes protectores. En las tiendas de productos naturistas se consiguen extractos de semilla de uva, extracto en polvo de té verde y extracto de corteza de pino (conocido comúnmente como picnogenol), que se han promovido como drogas maravillosas contra el envejecimiento. Si bien estamos de acuerdo con que esas sustancias son regalos de la botánica, creemos que es mejor consumirlas tal y como nos las ofrece la naturaleza. Nuestro mensaje es consumir grandes cantidades de arándanos azules, fresas, frambuesas, moras y arándanos rojos. Consuma también muchas uvas y mastique las semillas. Una taza o dos de té verde le dará energía y al mismo tiempo le brindará los beneficios antioxidantes de los polifenoles que contiene. Con respecto a esta clase de aliados para revertir el envejecimiento, creemos que la buena alimentación es mejor que la buena medicina.

Nuestras recomendaciones
sobre el consumo diario de vitaminas

Los seres vivos han evolucionado durante miles de millones de años sin consumir suplementos nutricionales y la identificación química de la mayoría de las sustancias empacadas en tabletas multivitamínicas data apenas de este último siglo. Sin embargo, cada vez es más claro que los niveles de vitaminas necesarios para prevenir una enfermedad por deficiencia pueden no ser los niveles requeridos para una salud óptima. Para nosotros, la suplementación nutricional es como una póliza de seguros. Lo instamos a consumir las dosis diarias sugeridas en la página 100 para complementar una dieta bien balanceada. Son dosis que están dentro de los límites de seguridad y reflejan al mismo tiempo la información acerca del papel que pueden desempeñar las dosis más altas para reducir el riesgo de condiciones comunes que nos privan de vitalidad y nos enferman. Por lo general, podrá satisfacer estas necesidades tomando un suplemento multivitamínico y multimineral de alta potencia. Si tiene riesgo de enfermedad cardíaca, podría beneficiarse de una dosis adicional de vitaminas del grupo B, incluyendo el ácido fólico, la vitamina B6 y la B12. Si siente que su memoria no es lo que era antes, piense en agregar una dosis diaria de gingko biloba. Si ha sentido molestias en sus articulaciones, aumente su consumo de ácidos grasos omega 3 y complemente con sulfato de glucosamina. Si utiliza esos nutrientes concentrados para complementar un estilo de vida sano y una alimentación balanceada, podrá rejuvenecer y vivir más tiempo. Pero no olvide que *los suplementos nutricionales no reemplazan una dieta sana bien balanceada*.

Ritual de nutrición

Los rituales sirven para concentrar la atención. Es probable que no recuerde la ropa que usó para salir a cenar el jueves por la noche, pero si esa noche hubiera asistido a una entrega de premios o a una celebración de aniversario, los detalles olvidados previamente le vendrían a la memoria. Los rituales sirven para llevar la mente del estado de ausencia al estado de presencia. Despiertan la conciencia del presente. Los rituales le hacen concentrar sus intenciones y estimulan la farmacia interna para que produzca los compuestos capaces de revertir la edad.

Si usted toma sus suplementos a conciencia, podrá aumentar sus efectos y mejorar sus beneficios. Aunque hay quienes se burlan del efecto placebo, para nosotros es una expresión valiosa de la farmacia interna promotora de la salud. Cuando esperamos los beneficios de los complementos nutricionales, activamos los agentes rejuvenecedores del cuerpo para que trabajen junto a ellos.

Todas las mañanas, cuando consuma sus nutrientes, de-

NUTRIENTE	NUESTRAS RECOMENDACIONES	% DE RECOMENDACIONES DE DOSIS DIARIA
VITAMINAS		
B1 (Tiamina)	7.5 mg	500
B2 (Riboflavina)	8.5 mg	500
Niacina (Niacinamida)	100 mg	500
B6 (Piridoxina)	10 mg	500
Ácido fólico	400 mcg	100
B12 (Cobalamina)	30 mcg	500
Biotina	300 mcg	100
Acido pantoténico	50 mg	500
C (Ácido ascórbico)	500 mg	833
A (Caroteno beta)	10 000 UI ($^1/_2$ de la vitamina A, $^1/_2$ del caroteno beta)	200
D (Calciferoles)	400 UI	100
E (Tocoferoles)	400 UI	1333
MINERALES ESENCIALES		
Calcio	1000-1500 mg	100
Magnesio	400 mg	100
Yodo	150 mcg	100
Cinc	15 mg	100
Selenio	200 mcg	285
Cobre	2 mg	100
Manganeso	2 mg	100
Cromo	125 mcg	100
Molibdeno	83 mcg	100
Boro	1 mg	No se ha determinado aún

dique unos minutos a reconocer la influencia rejuvenecedora, fortalecedora y revitalizante que ejercen sobre usted. Visualice la nutrición sutil pero poderosa que esos agentes llevan a todas sus células, tejidos y órganos. Convierta el proceso de ingerir sus complementos nutricionales diarios en un ritual para promover la salud. Repita las afirmaciones que refuerzan su biostato mientras ingiere sus nutrientes. Aproveche la atención y la intención para amplificar su poder para revertir la edad. Mientras toma sus complementos nutricionales, repita lo siguiente:

Todos los días, en todas las formas, aumento
mi capacidad mental y física.
Mi biostato está graduado en una edad sana de _____ *años.*
Me veo y me siento de una edad sana de _____*años.*

Revierto mi edad biológica:

· *Modificando la percepción que tengo de mi cuerpo, su envejecimiento y el tiempo;*

· *por medio de dos formas de descanso profundo: reposo consciente y sueño reparador;*

· *nutriendo mi cuerpo por medio de una alimentación sana;*

· *y utilizando sabiamente los complementos nutricionales.*

6

Revierta su edad biológica mejorando la integración entre su mente y su cuerpo

QUINTO PASO PARA TODOS LOS DÍAS

Revierto mi edad biológica mejorando la integración entre la mente y el cuerpo.

La forma de ponerlo en práctica es:

1. *Practicando técnicas de respiración (pranayama) entre cinco y diez veces al día.*

2. *Practicando entre diez y quince minutos de yoga, tai chi o qigong todos los días.*

3. *Tomando conciencia del cuerpo y aprendiendo a obedecer las señales sanas que me envía cuando mi mente produce mensajes contradictorios.*

El cuerpo y la mente son uno solo.
Cuando se perturba la relación íntima entre la mente y el cuerpo,
el envejecimiento y la entropía se aceleran.
Al restablecerse la integración entre la mente y el cuerpo
se genera un efecto de renovación.
Usted puede renovar la mente y el cuerpo y revertir el proceso
de envejecimiento mediante técnicas conscientes
de respiración y movimiento.

Usted podrá revertir su edad biológica mejorando la integración entre la mente y el cuerpo, pues ambos están íntimamente interconectados. Su cuerpo se compone de sistemas fisiológicos, órganos y tejidos, pero en la base es una colección de moléculas. Su mente se compone de ideas y creencias, recuerdos y deseos, pero en esencia es una colección de pensamientos. Su cuerpo es un campo molecular, mientras que su mente es un campo de pensamientos. Detrás del campo de moléculas y del campo de pensamientos hay un campo subyacente de conciencia del cual se originan tanto la mente como el cuerpo. Cada vez que usted piensa, precipita una molécula hacia su sistema nervioso, la cual ejerce una influencia sobre las demás moléculas de todo su cuerpo. Cuando se estanca la conexión entre la mente y el cuerpo sobrevienen el envejecimiento y la enfermedad. Cuando se aviva la conexión entre la mente y el cuerpo se produce un efecto de salud y retroceso del envejecimiento.

Para mejorar la integración entre la mente y el cuerpo usted debe aprender a escuchar las señales que vienen de adentro con la misma atención que presta a las que vienen de afuera. Integrar la mente y el cuerpo significa establecer un diálogo sano entre sus pensamientos y sus moléculas. Significa escuchar a su cuerpo y responder con amor y reverencia. El cuerpo que es escuchado responde con energía, fortaleza y flexibilidad, cualidades de un cuerpo que rejuvenece.

Son muchas las prácticas reconocidas para mejorar la integración entre la mente y el cuerpo. El yoga, el tai chi, el qigong, el akaido y otras disciplinas que se basan en la respiración consciente y los movimientos físicos para llevar la atención al cuerpo y al momento presente. Estos enfoques le permiten oír las señales de su cuerpo y reavivar la energía a través de su atención y su intención.

En el Bhagavad Gita, el antiguo poema épico de los Vedas, hay una expresión en sánscrito que dice "*Yogastah kuru karmani*". Traducida al español significa, "Una vez establecido(a) en el yoga, realiza la acción". Aquí, yoga significa unión. La palabra *yugo* en español, como el que une a dos bueyes, se deriva de esta raíz sánscrita. Establecido en el yoga significa establecido en un estado de unidad en el cual el cuerpo, la mente y el espíritu se experimentan como una continuación el uno del otro. Una vez que llevamos la conciencia a ese nivel, realizamos nuestros actos cotidianos sin perder la conexión con esa integridad. Ése es el objetivo de todas las técnicas de integración de la mente y el cuerpo.

Integración a través de la respiración

El trabajo de respirar conscientemente es la esencia de la integración entre la mente y el cuerpo. La respiración integra la mente con el cuerpo. El pensamiento es el movimiento de la respiración. La respiración es el movimiento del pensamiento. Cuando su mente está agitada, su respiración se altera. Cuando su mente está tranquila, su respiración es calmada. Usted puede utilizar técnicas mentales para aquietar su respiración, como sucede con la meditación. Y también puede utilizar técnicas de respiración para calmar la mente. En el yoga, como en el Ayurveda, estas técnicas de respiración se denominan *pranayama*, palabra que significa "expansión del prana" o "expansión de la fuerza vital".

Hay prácticas de pranayama para aumentar la energía, aquietar el cuerpo y tranquilizar la mente. Dependiendo de la técnica y de su intención, podrá utilizar el pranayama para llenarse de energía en la mañana, tranquilizarse cuando esté molesto(a), o aquietar su mente cuando desee dormir. Repasemos tres ejercicios básicos de respiración consciente para mejorar la integración de su mente y su cuerpo, y para revertir el envejecimiento.

RESPIRACIÓN PARA AUMENTAR LA ENERGÍA

Usted puede imprimir vigor a su cuerpo y a su mente con la técnica denominada *bhastrika* o "respiración de fuelle". Este ejercicio limpia los pulmones y a la vez incrementa el flujo de oxígeno hacia las células y los tejidos.

Siéntese cómodamente con la columna recta y los ojos cerrados. Exhale todo el aire de los pulmones. Después, comience a respirar silenciosamente por la nariz, repitiendo mentalmente los mantras "so" al inhalar y "jam" al exhalar. Durante las primeras veinte respiraciones inhale con fuerza contando hasta dos y exhale con fuerza contando hasta dos. Es más fácil llevar la cuenta de las respiraciones con los dedos.

Las siguientes veinte respiraciones se hacen más rápidamente, contando hasta uno al inhalar y hasta uno al exhalar. Las respiraciones se hacen siempre por la nariz, repitiendo mentalmente "so" al inhalar y "jam" al exhalar.

Por último, realice veinte respiraciones de fuelle rápidas, de medio segundo al inhalar y medio segundo al exhalar. Después de estas veinte respiraciones rápidas, inhale lentamente y sienta las sensaciones de su cuerpo. Notará que su mente está despejada y tranquila y su cuerpo lleno de energía.

No hiperventile hasta el punto de sentirse mareado(a). Empuje el aire con el diafragma y sienta que el movimiento al respirar es abdominal. Mantenga la cabeza y los hombros relajados y quietos. Utilice la respiración de bhastrika cuando se sienta decaído(a) y necesite recuperar rápidamente su energía. También es muy conveniente antes de iniciar la meditación de la tarde a fin de eliminar la somnolencia.

RESPIRACIÓN PARA CALMAR

La técnica de respiración para calmar se denomina *ujayi* y sirve para aquietar la mente y el cuerpo cuando nos sentimos frustrados o irritados. Si se realiza correctamente, genera un efecto de enfriamiento en la garganta y estabiliza el sistema cardiorrespiratorio.

Para practicar esta forma de respiración, inhale profundamente. Al exhalar, apriete ligeramente los músculos de la garganta para emitir un sonido parecido a un ronquido. El aire debe salir por la nariz y la boca debe permanecer cerrada. Otra forma de aprender consiste en exhalar diciendo "jaaa" con la boca abierta. Cuando ya reconozca la sensación, practique el mismo movimiento con la boca cerrada. El resultado será el sonido ronco deseado. Una vez domine la exhalación, aplique el mismo movimiento al inhalar. Sonará un poco como Darth Vader en *La guerra de las galaxias*.

En caso de que se sienta molesto(a) u ofendido(a), inicie la respiración ujayi y notará cómo se va calmando. Utilice esta técnica también al practicar las posturas de yoga y mientras hace ejercicio moderado. Esta práctica de respirar para calmarse reducirá el desgaste de su fisiología y desacelerará el envejecimiento.

RESPIRACIÓN PARA RELAJAR

Usted puede calmar su mente con la técnica de respiración denominada *nadi shodhana*, que traducida al español significa "limpiar los canales". La nadi shodhana es muy benéfica en los casos en que la mente está muy agitada y se busca calmarla. Para realizar esta práctica, utilice los dedos de la mano derecha para tapar alternadamente la fosa nasal derecha y luego la izquierda. Ponga la palma contra el rostro de manera que el pulgar, el índice y los demás dedos queden separados. Con el pulgar, tape la fosa nasal derecha y con el tercero y el cuarto dedos tape la fosa nasal izquierda.

Inhale lentamente y luego tape la fosa nasal derecha con el pulgar. Exhale lentamente a través de la fosa izquierda, después inhale lentamente a través de esa misma fosa para luego taparla con el tercero y el cuarto dedos. Exhale a través de la fosa derecha, inhale a través de esa misma fosa, tápela y exhale por la izquierda. Continúe con ese esquema, alternando las fosas, durante cinco o diez minutos. Después de unos cuantos ciclos sentirá que su mente se aquieta y su cuerpo se relaja.

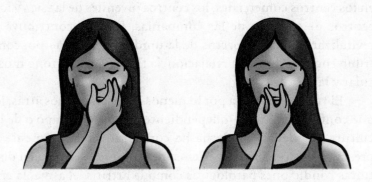

Nadi shodhana

Practique estos ejercicios de respiración durante el día para equilibrar su mente y su cuerpo. El pranayama le dará energía sin necesidad de recurrir a la cafeína, le ayudará a relajarse sin necesidad de recurrir a medicamentos, y le servirá para serenarse sin recurrir al alcohol. Estas técnicas naturales equilibran y nutren el campo de energía, transformación e inteligencia conocido comúnmente como la unidad mente/cuerpo.

Movimiento de la mente y el cuerpo

Las técnicas como el yoga, el tai chi y el qigong son unas sesiones de práctica que permiten asentarse en un estado de unidad de cuerpo/mente/espíritu, estando a la vez en acción. Cada una de estas prácticas antiguas aviva la integración entre el cuerpo y la mente.

Yoga para revertir el envejecimiento

Es rara la ciudad del mundo occidental donde no se encuentre una escuela de yoga. No habríamos podido decir lo mismo hace veinticinco años, cuando la gente de occidente consideraba que los practicantes de yoga eran unos seres flacos tapados con una especie de taparrabos que dormían sobre una cama de clavos. Hoy, el yoga se ha generalizado y es posible encontrar escuelas en los centros comerciales, los centros juveniles de la YMCA y los centros de ejercicio de las compañías. El yoga contribuye a revitalizar muchos aspectos de la unidad mente/cuerpo, contribuyendo a mejorar la relajación, la flexibilidad, el tono muscular y la fortaleza.

El yoga se remonta por lo menos a cinco mil años atrás, lo que confirma su valor, independientemente del tiempo o de la cultura. La ciencia moderna ha comenzado recientemente a prestar atención a los beneficios mensurables del yoga en distintas condiciones patológicas como la artritis, el asma, la enfermedad cardíaca y la diabetes. La mayoría de las personas practican yoga porque les ayuda a centrarse y relajarse, a la vez que aumenta la sensación física de bienestar.

En la actualidad existen cientos de sistemas de yoga diferentes en el mundo. Algunos de ellos están diseñados para generar fortaleza; otros, para incrementar la flexibilidad y la relajación. Sin importar el sistema que usted prefiera, asegúrese de realizar las posturas tomando plena conciencia de su cuerpo, oyendo las señales de comodidad o incomodidad que éste le envíe. Practique las posturas con regularidad y plena conciencia y verá cómo mejoran constantemente su flexibilidad y la integración de su mente y su cuerpo.

El saludo al sol

Hay una serie de doce posturas de yoga conocida como el saludo al sol. Son una serie de movimientos maravillosos y equilibrados para mejorar la flexibilidad, la fortaleza y hasta la capacidad aeróbica, dependiendo de la forma como se realicen. Recomendamos hacer unas cuantas rondas del saludo al sol por lo menos una vez al día, ya sea temprano en la mañana o al final de la tarde, a la hora del alba o del ocaso. Esta serie de ejercicios sirve para estirar todas las partes importantes del cuerpo y despertar la vitalidad intrínseca.

1. Postura de saludo

Párese con los pies firmemente apoyados en el piso, mirando al frente, y ponga las manos en actitud de oración frente al pecho. Respire lentamente, con ritmo parejo.

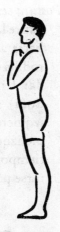

2. Postura de brazos al cielo

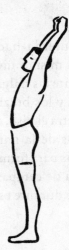

Apriete los músculos de las nalgas, estire ambos brazos hacia arriba, eche la cabeza hacia atrás para mirar al cielo, estirando al mismo tiempo la columna. Inhale mientras realiza la postura.

3. Postura de manos y pies

Doble lentamente el cuerpo hacia adelante desde las caderas, relajando la columna, y apoye las manos en el piso. Relaje los músculos del cuello y doble las rodillas si es necesario para apoyar las manos en el piso. Exhale durante esta postura.

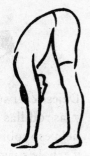

4. Postura ecuestre

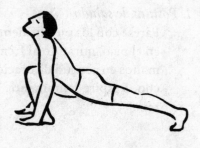

Estire la pierna izquierda hacia atrás, doblando la rodilla derecha para quedar finalmente apoyado(a) sobre la rodilla izquierda y los dedos del pie izquierdo. Al mismo tiempo, ensanche el tórax y mire al frente. Inhale al estirarse para volver arriba.

5. Postura de la montaña

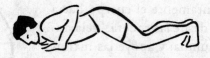

Lleve su pierna izquierda hacia atrás para ponerla al mismo nivel con la derecha y levante las nalgas, estirando las piernas y los brazos. Apoye los talones contra el piso, estirando los músculos de la parte posterior de las piernas para formar una especie de tienda de campaña con su cuerpo. Exhale durante esta postura.

6. Postura de los ocho apoyos

Déjese caer suavemente de manera que la frente, el pecho y las rodillas toquen el piso, manteniendo la mayor parte del peso sobre los dedos de los pies y de las manos. Inhale y exhale suavemente durante esta postura.

7. Postura de la cobra

Deje caer el peso del cuerpo sobre la pelvis, levante el pecho y arquee suavemente la espalda. Inicie el movimiento con los músculos de la espal-

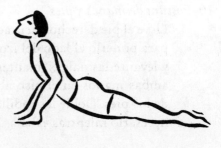

da y, cuando ya se sienta cómodo(a), empuje con las manos pero *no exagere* el arqueamiento de la espalda. Inhale durante esta postura.

Las cinco posturas finales son la repetición de las cinco primeras en orden inverso.

8. Postura de la montaña

Exhalando, regrese a esta postura levantando las nalgas.

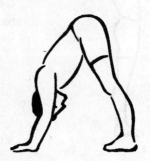

9. Postura ecuestre

Lleve la pierna izquierda hacia adelante, doblando la rodilla, y deje la pierna derecha estirada detrás de usted. Inhale, ensanchando el tórax.

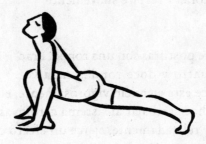

10. Postura de manos y pies

Lleve el pie derecho hacia adelante para ponerlo al lado del izquierdo y levante las nalgas, manteniendo ambas manos en el piso al frente de los pies. Doble las rodillas si es necesario mientras exhala.

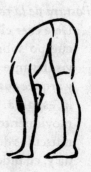

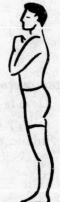

11. Postura de brazos al cielo

Enderece lentamente el cuerpo, comenzando el movimiento con las manos hasta estirar los brazos hacia el cielo; inhale mientras estira la columna.

12. Postura de saludo

Regrese nuevamente a esta posición de descanso con las palmas juntas delante del tórax y respire suavemente.

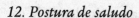

Estas doce posturas son una ronda. Practique entre cuatro y doce rondas cada vez.

Cuando se hace este ejercicio vigorosamente, eleva la frecuencia cardíaca y hace trabajar al sistema cardiovascular. Cuando se hace lenta y relajadamente, ejerce un efecto calmante sobre la mente y el cuerpo. Trate de practicar la respiración ujayi al inhalar y exhalar durante las posturas. Mantenga su atención en el cuerpo y libere todas las tensiones y presiones que pueda sentir. Oiga las señales de su cuerpo durante las posturas, a fin de lograr la integración óptima entre la mente y el cuerpo para revertir el envejecimiento.

Saludo al sol desde la posición sentada

Usted puede practicar una variación de las doce posturas del saludo al sol sentado(a) en una silla y el beneficio será prácticamente el mismo. Puede practicar el ejercicio en la silla de su oficina o de un avión, si lo desea. Le servirá para estirarse y tonificarse y aumentar al mismo tiempo la circulación.

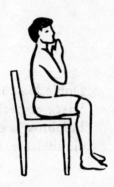

1. Siéntese cómodamente en una silla firme con los pies bien apoyados en el piso. Junte las manos frente al pecho y centre su conciencia en su cuerpo. Respire tranquilamente.

2. Inhalando, alce los brazos por encima de la cabeza y estire los hombros y la parte alta de la espalda.

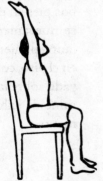

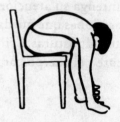

3. Exhalando, doble el cuerpo hacia adelante y afloje la columna hasta apoyar las manos en el piso al lado de los pies. Apoye el pecho sobre los muslos, relajando la nuca.

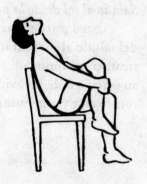

4. Inhalando, levante el tronco y entrelace la rodilla derecha con los dedos. Estire y arquee la espalda, estirando los brazos al mismo tiempo.

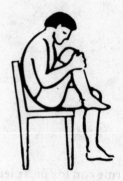

5. Doble la cadera y lleve la rodilla hasta el pecho, encorvando los hombros, la espalda y el cuello hacia adelante. Exhale parcialmente.

6. Suelte la pierna, apoye ambos pies en el piso y dóblese nuevamente hacia adelante, poniendo las palmas en el piso, con el pecho apoyado sobre las rodillas. Termine de exhalar completamente.

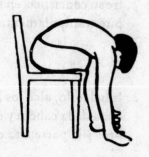

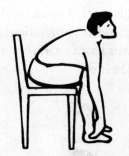

7. Dejando los dedos de las manos colgando cerca del piso, levante la cabeza y arquee la nuca y la espalda hacia atrás, inhalando parcialmente.

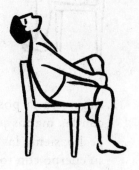

8. Levante nuevamente el cuerpo y sujete esta vez la rodilla izquierda con los dedos entrelazados. Arquee la espalda, aplicando presión hacia abajo con la rodilla y estirando los brazos. Inhale.

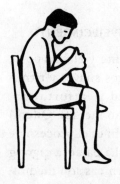

9. Doble nuevamente la cadera y lleve la rodilla hacia el pecho, exhalando parcialmente.

10. Por tercera vez, inclínese totalmente hacia adelante, colocando las palmas de las manos en el piso, al lado de los pies. Termine de exhalar completamente.

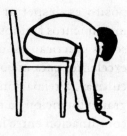

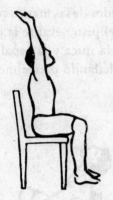

11. Inhalando, levante el tórax totalmente, iniciando el movimiento
con los brazos hasta estirarlos en
dirección al cielo.

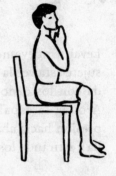

12. Regrese a la posición original
con las manos juntas frente al
pecho; sienta las sensaciones de
su cuerpo con toda su atención
y respire normalmente.

TAI CHI Y QIGONG PARA REVERTIR EL ENVEJECIMIENTO

Las técnicas de tai chi y qigong para la mente y el cuerpo se
practican desde hace siglos. Sus movimientos suaves y rítmi-
cos mejoran el equilibrio, la flexibilidad y la fortaleza,
incrementando el bienestar tanto físico como mental. Qi(chi)
es el vocablo chino para la fuerza vital. Tai chi es el proceso de
conectarse con la suprema fuerza universal. La palabra qigong
quiere decir "cultivar la energía". Las dos técnicas son medita-
ciones en movimiento estrechamente relacionadas, cuyo propósito es despertar la conciencia del cuerpo mediante sus
movimientos fluidos y centrados. En la China, millones de personas practican tai chi y qigong por considerarlos programas
excelentes para mejorar la condición de la mente y el cuerpo y
cultivar la relajación en medio de la acción. Sirven para integrar la intención, la respiración y el movimiento, mejorando la
coordinación entre la mente y el cuerpo.

Los estudios científicos sobre estas prácticas han documentado muchos beneficios para distintos aspectos de la sa-

lud. Las personas que practican el tai chi mejoran gradualmente el equilibrio y la coordinación y también el estado físico del corazón y los pulmones. Le recomendamos que busque una escuela de tai chi o qigong en su localidad a fin de que aprenda a utilizar esos movimientos hermosos para activar la integración entre la mente y el cuerpo.

Con el propósito de darse una idea del efecto tranquilizante que generan estas técnicas, ensaye este movimiento básico sencillo.

Movimiento de la energía

Realice este movimiento inicial poniendo toda su atención en su cuerpo. Todos los movimientos son continuos, fluidos y lentos.

1. Párese con los pies paralelos, ligeramente más separados que el ancho de los hombros

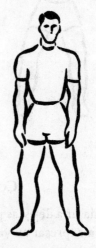

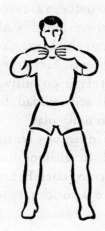

2. Levante los brazos hacia adelante y hacia arriba, doblando las rodillas ligeramente al mismo tiempo. Continúe con el movimiento hasta que las manos lleguen a la altura de los hombros, con las puntas de los dedos enfrentadas y separadas unos quince centímetros, y con las palmas mirando hacia usted.

3. Continúe moviéndose lentamente y
rote el hombro hacia adentro, ba-
jando las manos de forma que las
palmas miren hacia el piso a la altura de la cintura. Al mismo tiempo, doble las rodillas un poco más.

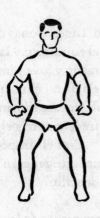

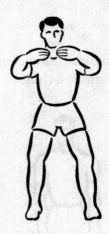

4. Levante de nuevo los brazos y las manos
lentamente hasta que las puntas de los
dedos se miren nuevamente; al mismo
tiempo, enderécese ligeramente, estirando parcialmente las rodillas.

5. Repita esta secuencia varias veces, imaginando que se mueve dentro del agua.
Después de unos cuantos ciclos, baje las
manos a los lados del cuerpo y asuma
una postura relajada normal.

CONCIENCIA EN MOVIMIENTO

Cada una de estas prácticas de mente y cuerpo inducen al cuerpo a expresar su vitalidad natural a través del movimiento. Al
fluir la energía por el cuerpo, la mente acalla su charla permanente y emerge un estado de observación inocente. Esta experiencia de encontrarse totalmente presente en el cuerpo cultiva
la integración mente/cuerpo, aumentando la sensibilidad de
sus pensamientos frente a los mensajes de sus moléculas.

De la misma manera que nuestros pensamientos y sentimientos influyen sobre nuestro cuerpo, también sabemos que
éste influye sobre nuestra psiquis y nuestras emociones. El hecho de cambiar la postura, la actitud corporal o la posición ejer-

ce una influencia directa e inmediata sobre nuestra manera de sentir y pensar. Si siente fatiga o agotamiento, trate de modificar la forma como está sentado(a) o parado(a) para reflejar una posición más vital y notará que su estado mental se transforma. Integrando la mente y el cuerpo por medio del yoga, el tai chi y el qigong, usted podrá reconocer los desequilibrios y corregirlos más prontamente, antes de que se generen condiciones más profundas. Le recomendamos buscar su programa de movimiento consciente. Si practica estos procedimientos poniendo en ellos su atención total, podrá mantener una línea clara y sana de comunicación entre su mente y su cuerpo en todas las etapas de su vida.

COMUNICACIÓN ENTRE LA MENTE Y EL CUERPO

Cuando no escuchamos las señales de salud de nuestro cuerpo, el envejecimiento se acelera y damos origen a las causas de muchas enfermedades. Cuando el cuerpo expresa una necesidad sana pero la mente se niega a oír, se inicia el desequilibrio y sembramos las semillas de la *desintegración* entre la mente y el cuerpo. Los siguientes son algunos ejemplos comunes del deterioro de la comunicación entre la mente y el cuerpo:

· Su cuerpo está cansado y necesita sueño; su mente cancela esa necesidad porque desea ver un programa de televisión que se presenta tarde en la noche.

· Su cuerpo está lleno al final de una comida; su mente insiste en regresar a la mesa por otro postre.

· Su cuerpo necesita comida; su mente insiste en que debe trabajar durante la hora del almuerzo.

· Su cuerpo le pide vaciar la vejiga; su mente rehúsa levantarse de su silla a la mitad de una película.

· Su cuerpo pide estirarse; su mente rehúsa molestar a los demás pasajeros que van en su fila del avión.

Empiece a escuchar las señales de su cuerpo y a obedecer aquellas que promueven la salud. Usted sabe cuáles señales son buenas para usted y cuáles provienen de hábitos malsanos. Siempre que haya un conflicto entre sus necesidades físicas y las mentales o emocionales, pregúntese algo muy sencillo: ¿Si satisfago esta necesidad me servirá para rejuvenecer y vivir más tiempo? Si la respuesta es afirmativa, satisfágala. Si la respuesta es negativa porque reconoce que ese comportamiento podría hacerle daño, deje pasar esa necesidad. Si a causa de un hábito o una adicción siente un impulso tan fuerte que supera a la sensatez, realice la acción con plena conciencia y atención en su cuerpo. Observe conscientemente su elección sin castigarse. Si ha comenzado a meditar con regularidad y toma conciencia de sus decisiones, pronto descubrirá que siente menos impulsos que representen un conflicto entre su mente y su cuerpo.

Todos los días, en todas las formas, aumento
mi capacidad mental y física.
Mi biostato está graduado en una edad sana de _____ años.
Me veo y me siento de una edad sana de _____ años.

Revierto mi edad biológica:

· *Modificando la percepción que tengo de mi cuerpo, su envejecimiento y el tiempo;*

· *por medio de dos formas de descanso profundo: reposo consciente y sueño reparador;*

· *nutriendo mi cuerpo por medio de una alimentación sana;*

· *utilizando sabiamente los complementos nutricionales;*

· *mejorando la integración entre mi mente y mi cuerpo.*

7

Revierta su edad biológica
por medio del ejercicio

SEXTO PASO PARA TODOS LOS DÍAS

Revierto mi edad biológica por medio del ejercicio regular.

La forma de ponerlo en práctica es:

1. *Realizando alguna actividad aeróbica por lo menos tres veces por semana.*
2. *Practicando veinte minutos de ejercicios de fortalecimiento por lo menos tres veces por semana.*
3. *Tomando decisiones conscientes que me mantengan físicamente activo(a).*

*Un programa completo de ejercicios implica prestar atención
al estiramiento, fortalecimiento y
acondicionamiento cardiovascular.
El ejercicio revierte todos los biomarcadores
del envejecimiento.*

Uno de los pasos más importantes para revertir la edad biológica es hacer ejercicio con regularidad. En esta época en la que todo se maneja oprimiendo botones, se corre el riesgo de dedicar demasiado tiempo a la mente, descuidando las necesidades del cuerpo. Una de las necesidades críticas del cuerpo es el movimiento. La frase de que "aquello que no se utiliza se atrofia" es válida para el cuerpo físico. Estamos viendo una epidemia cada vez más generalizada de obesidad en la sociedad occidental, que comienza ya a afectar a nuestros niños, principalmente porque el común de la gente —adultos y niños— pasa menos tiempo moviendo su cuerpo que en cualquier otro momento de la historia humana. El resultado de no hacer ejercicio con regularidad es que aumentan los riesgos de la enfermedad cardiovascular, la hipertensión, la diabetes, la artritis, la osteoporosis y el cáncer.

Varios estudios han demostrado que la inactividad es peligrosa para la salud. Un informe publicado en 1968 reveló que al imponer reposo en cama a hombres jóvenes y sanos durante tres semanas, los parámetros de su condición cardiovascular se deterioran en lo que equivaldría a casi veinte años de envejecimiento. Tal como lo sabe todo el que ha tenido que llevar un yeso, la falta de uso hace que los músculos pierdan su masa y se debiliten.

El ejercicio por sí solo puede alterar muchos de los biomarcadores importantes del envejecimiento. Los doctores William Evans e Irwin Rosenberg de la Universidad Tufts han documentado los efectos poderosos del ejercicio sobre la masa muscular, la fuerza, la capacidad aeróbica, la densidad ósea y muchos otros marcadores clave del envejecimiento. Una de las formas más eficaces de elevar el nivel de colesterol HDL (el colesterol "bueno") es por medio del ejercicio. Los estudios con hombres de sesenta y setenta años han demostrado que éstos pueden aumentar su fuerza muscular en un 100 a 200 por ciento después de tan sólo doce semanas de entrenamiento. Al mismo tiempo que el cuerpo adquiere fortaleza, también adelgaza. El resultado es que mejora la capacidad para manejar el azúcar y se reducen los riesgos de desarrollar diabetes. El entrenamiento regular con pesas fortalece los huesos y disminuye las probabilidades de desarrollar osteoporosis. Esto es especialmente importante para las mujeres en riesgo de perder masa ósea después de su edad reproductiva.

De todos los sistemas para rejuvenecer, el ejercicio es el que produce resultados más rápidamente. Al cabo de una semana de un programa de acondicionamiento físico, usted notará una mejoría definitiva en su sensación de bienestar. Hacer ejercicio con regularidad es un elemento esencial del programa para revertir el envejecimiento.

Acondicionamiento total

Un programa completo de acondicionamiento físico debe incluir ejercicios para mejorar la flexibilidad, la fuerza y la resistencia. Cuando mejora la flexibilidad del cuerpo, también mejora el nivel de comodidad física y emocional y se reducen las probabilidades de sufrir lesiones. Como lo vimos en el capítulo anterior, el yoga, el tai chi y el qigong mejoran la flexibilidad y amplían al mismo tiempo la integración entre la mente y el cuerpo. Dedique por lo menos diez minutos a un estiramiento suave y consciente como parte del calentamiento previo a cualquier rutina de ejercicio. Son muchas las personas que, infortunadamente, tienen la buena intención de comenzar a hacer ejercicio pero no destinan el tiempo suficiente a calentarse adecuadamente. El resultado es que se provocan esguinces musculares o ligamentarios y no pueden continuar con su programa.

Cuando se mejora la fuerza muscular se incrementa la vitalidad y se logra revertir una característica común del envejecimiento conocida como *sarcopenia*. Esta palabra, acuñada por los investigadores de la Universidad Tufts, significa "falta de carne". Es bien sabido que la inactividad produce debilidad, reduce la masa muscular y aumenta la acumulación de grasa. Pero todas estas consecuencias se pueden revertir mediante ejercicios de fortalecimiento. Mejore su tono muscular con ejercicios de levantamiento de pesas y podrá mejorar también su postura y reducir el dolor lumbar. Si sufre de dolor lumbar crónico y cree que no puede hacer ejercicio, comience a mejorar gradualmente el tono de sus músculos abdominales y de la espalda, y su dolor disminuirá.

El ejercicio tiene beneficios emocionales y psicológicos. Hay cientos de estudios que confirman el valor del ejercicio sobre el estado mental y de ánimo. Los siguientes son algunos de los beneficios psicológicos comprobados:

· Menos depresión
· Menos ansiedad
· Menos ira
· Menos desconfianza
· Mejor imagen de uno mismo
· Mejor tolerancia al estrés
· Mejor sueño

El ejercicio genera una mayor sensación de confianza e idoneidad. Es bueno para el cuerpo y también para la mente. Veamos más detenidamente los ingredientes esenciales de un programa de acondicionamiento físico eficaz para revertir el envejecimiento.

Flexibilidad

Realice ejercicios de estiramiento durante algunos minutos antes de iniciar el trabajo vigoroso de fortalecimiento o resistencia cardiovascular. Si su trabajo lo obliga a permanecer sentado(a) durante horas, con unos minutos de ejercicios de flexibilidad podrá corregir el acortamiento y la rigidez de los músculos producidos por la inactividad. Es sorprendente la poca documentación científica que hay acerca de la reducción de las lesiones musculares gracias al estiramiento previo al ejercicio. Los informes que demuestran un beneficio sugieren que el mejor resultado se obtiene estirando activamente y sosteniendo la posición durante quince segundos. Si es propenso(a) al dolor lumbar, los ejercicios de estiramiento de la columna reducirán el malestar durante el ejercicio y después de él.

Ensaye entre cinco y diez minutos de yoga u otro ejercicio de flexibilidad antes de iniciar su rutina diaria. Con el saludo al sol (véase la página 110) se estiran todos los grupos musculares, mejora la flexibilidad de la columna y el tono muscular y aumenta la circulación. Realice el saludo al sol para llevar su atención al cuerpo en preparación para los ejercicios de fortalecimiento y la actividad aeróbica.

Fortalecimiento

Los músculos responden al uso, lo que significa que para fortalecerlos usted debe activar regularmente un determinado grupo muscular. El cuerpo humano tiene más de cien músculos diferentes, que gobiernan el movimiento y sostienen la postura. Es grande el beneficio que puede obtenerse ejercitando sistemáticamente los principales grupos musculares de los brazos, las piernas y el tronco. La clave para fortalecer los músculos radica en comenzar lentamente e ir incrementando poco a poco el nivel de acondicionamiento. Si bien los gimnasios ofrecen diversas opciones para el ejercicio y pueden servirle de motivación, no se necesitan equipos costosos para lograr un buen programa de ejercicios.

Los siete ejercicios básicos

Ensaye los siete ejercicios básicos que aparecen a continuación día de por medio durante dos semanas y verá que el tono y la fuerza de sus músculos mejoran notoriamente. Destine entre cuatro y cinco minutos a cada ejercicio hasta completar media hora de trabajo de fortalecimiento.

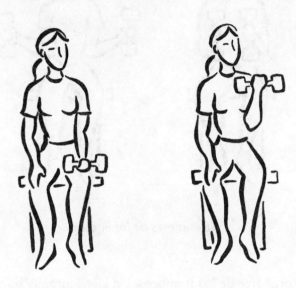

1. Flexión de brazos

1. Flexión de brazos. Este ejercicio fortalece los músculos flexores del codo. Para comenzar, utilice algún objeto que pese cuatro o cinco libras. Puede comprar unas pesas pequeñas o utilizar un cartón sin abrir de 2 litros de agua, leche o jugo de naranja. Siéntese en una silla con la espalda bien apoyada. Comience con el antebrazo reposado sobre el muslo, con la palma hacia arriba. Extienda lentamente el codo y después dóblelo completamente. Inhale al flexionar y exhale al estirar. Repita el ejercicio entre diez y quince veces. Cuando complete una ronda de repeticiones, descanse un minuto y comience de nuevo. Haga de tres a cinco rondas con cada brazo. Después de unas po-

cas semanas, comience a aumentar gradualmente el peso agregando un par de libras. Este ejercicio contribuye a fortalecer principalmente los bíceps.

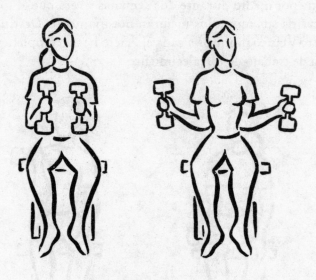

2. Rotadores de los hombros

2. Rotadores de los hombros. Un ejercicio muy bueno para reducir las lesiones de hombro es el que fortalece los músculos de rotación externa de los brazos. En la mayoría de los programas de ejercicio no se incluyen los rotadores externos, con lo cual se crean desequilibrios en la cintura escapular. Estos desequilibrios predisponen a lesiones del manguito rotador.

Siéntese con la espalda apoyada y utilice la misma pesa pequeña. Con los codos apoyados a los lados, comience con los brazos estirados al frente, paralelos al piso. Ahora rote lentamente las manos hacia afuera lo más que pueda. Sostenga esta posición durante unos segundos y regrese a la posición inicial. Repita las rotaciones externas diez veces.

Otra forma de fortalecer esos mismos músculos es con

una banda elástica grande. Sosténgala con ambas manos y rote los brazos hacia afuera, contra la resistencia de la banda.

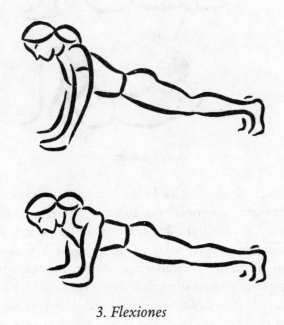

3. Flexiones

3. Flexiones. Este ejercicio bien conocido fortalece los músculos de la cintura escapular y el tríceps. Si no puede hacer las flexiones con las piernas completamente estiradas, comience apoyando el peso sobre las rodillas. Inhale y baje hacia el suelo, exhale mientras sube. Comience con ocho a diez repeticiones, descansando medio minuto entre cada ronda. Trate de hacer tres rondas la primera semana y después aumente gradualmente hasta cinco.

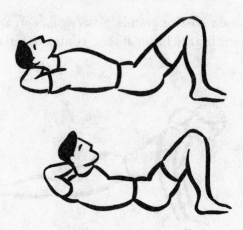

4. Abdominales

4. Abdominales. Al hacer los ejercicios abdominales, es importante reconocer que basta levantar la cabeza entre 25 y 30 grados del piso para lograr un beneficio máximo. Contrariamente a las sentadillas, estos abdominales no implican un esfuerzo innecesario para la columna. Acuéstese sobre una superficie acolchada con las rodillas dobladas y los dedos entrelazados detrás de la nuca. Levante la cabeza y los hombros con el mentón separado del pecho una distancia de un puño aproximadamente. Inhale al levantarse y exhale al volver al piso. Realice quince abdominales, seguidos de medio minuto de descanso. Comience con tres rondas y aumente gradualmente hasta cinco.

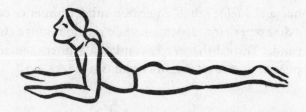

5. Fortalecimiento de la espalda

5. Fortalecimiento de la espalda. Acuéstese boca abajo con

las palmas de las manos apoyadas en el piso. *Sin empujar con las manos*, levante lentamente el pecho, haciendo la fuerza con los músculos de la espalda. Utilice los brazos y las manos solamente para estabilizarse. Repita el movimiento de subir y bajar el pecho, trabajando solamente los músculos de la espalda. Una ronda consta de veinte o veinticinco movimientos.

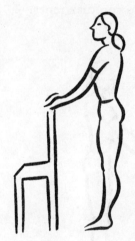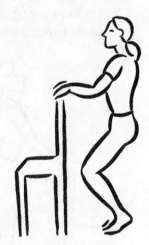

6. Fortalecimiento de los muslos

6. Fortalecimiento de los muslos. La mejor forma de hacer estos ejercicios es apoyándose con las manos contra una silla o una mesa. Para proteger las rodillas y trabajar completamente los muslos, no doble las rodillas más de 90 grados. Mantenga la espalda perpendicular al piso. Inhale al acurrucarse y exhale al subir. Comience con quince veces, descanse medio minuto y repita la ronda.

Se pueden obtener beneficios similares subiendo escalones. Busque una plataforma que esté a una altura de doce centímetros del piso y suba comenzando primero con una pierna y luego con la otra. Comience con veinticinco pasos con cada pierna. Continúe hasta que sienta una ligera quemazón en los músculos de los muslos.

También puede usar pesas para fortalecer los músculos extensores de la rodilla. Siéntese en una silla firme, con la espalda bien apoyada; póngase una pesa de dos a cinco libras alrededor de cada tobillo. Estire lentamente la rodilla, sostenga durante algunos segundos en el aire y vuelva lentamente a la posición inicial. Trabaje primero un lado y después el otro, comenzando con diez repeticiones aproximadamente.

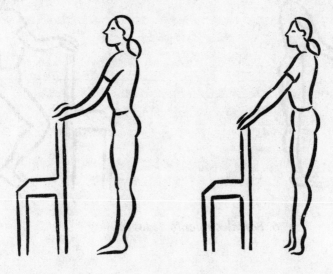

7. Empinadas

7. Empinadas. Este ejercicio tonifica los músculos de la pantorrilla. Haga este ejercicio con los pies descalzos o en medias. Apóyese con las manos contra una mesa o una silla y empínese lentamente, inhalando. Después baje los talones, exhalando al mismo tiempo. Haga entre veinte y veinticinco empinadas, descanse medio minuto y repita. Ensaye con tres rondas en un principio, aumentando gradualmente hasta cinco.

Circulación de la fuerza vital

La fisiología humana es un instrumento biológico complejo diseñado para transformar la creatividad en manifestación, el pensamiento en acción. Si no aumentamos con regularidad el flujo de oxígeno a los pulmones y mejoramos la circulación de la sangre a través del cuerpo, la fisiología no tiene la oportunidad de experimentar su desempeño óptimo. Al no ejercitar adecuadamente los sistemas cardiovascular y respiratorio crece el riesgo de la enfermedad cardíaca, la hipertensión y diversos tipos de cáncer. A cualquier edad, e independientemente de su nivel actual de estado físico, iniciar un programa de ejercicios aeróbicos le servirá para mejorar su bienestar físico y emocional y para rejuvencer.

Lo mismo que en el caso de los ejercicios de fortalecimiento, el programa de acondicionamiento cardiovascular no tiene que ser complicado para ofrecerle beneficios para la salud. La regularidad es importante, porque la mente siempre busca excusas para no hacer ejercicio, especialmente si pierde su rutina y omite algunas sesiones. Elija una actividad aeróbica que pueda hacer con regularidad —sin importar el clima— y cúmplala. Tres o cuatro sesiones a la semana durante veinte a treinta minutos es suficiente para obtener beneficios considerables. Hay algunos principios básicos que debe tener en cuenta para determinar la frecuencia y la intensidad de su programa de ejercicios a fin de lograr el mayor beneficio cardiovascular.

Calcule su nivel de ejercicio

El primer paso es calcular su frecuencia cardíaca máxima (FCM), que se determina restando su edad de 220.

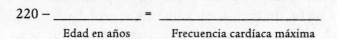

220 − _____ = _____
      Edad en años   Frecuencia cardíaca máxima

Por ejemplo, si usted tiene 50 años, su frecuencia cardíaca máxima es 170 (220-50). Si apenas comienza un programa de ejercicios, consulte primero a su médico para cerciorarse de que no haya contraindicaciones para iniciar un programa sin supervisión, como puede ser enfermedad cardíaca, obesidad severa o artritis limitante.

Al comienzo de su programa, trate de alcanzar un nivel entre el 50 y el 60 por ciento de su frecuencia cardíaca máxima. Si está en buen estado, elija el objetivo del 60 por ciento y si no, o hace mucho tiempo que no realiza una actividad cardiovascular, elija el 50 por ciento.

$$\underline{\hspace{5cm}} \times 0.6 = \underline{\hspace{5cm}}$$
Frecuencia cardíaca máxima   Meta de frecuencia cardíaca

Para una edad de 50 años, este objetivo debe ser de 85 a 102 latidos por minuto (50% de 170 = 85; 60% de 170 = 102).

Tómese el pulso antes de comenzar y ejercite hasta que la frecuencia cardíaca llegue al nivel propuesto. En el mercado se consiguen muchos monitores cardíacos de buena calidad por menos de 100 dólares, y hasta por 50 dólares. Si no tiene un monitor, puede tomarse el pulso cada cinco a diez minutos mientras hace ejercicio, pero es más fácil poder hacerlo rápidamente con una mirada al monitor de pulsera.

El mayor beneficio se obtiene haciendo entre veinte y treinta minutos de ejercicio. Sin embargo, si está fuera de forma, comience con apenas diez o quince minutos. Son muchas las actividades para ejercitar eficazmente el sistema cardiovascular, a saber, trotar, montar en bicicleta, bailar, montar en bicicleta estacionaria, hacer *kickboxing* o *spinning*, la banda sin fin, subir escaleras, remar, caminar y nadar. Busque algo que le agrade y que pueda hacer con facilidad. También se ha demostrado el beneficio de hacer ejercicios de fortalecimiento unos días y actividades aeróbicas otros. Un día podría caminar en la banda sin fin durante veinte minutos, al otro día podría montar en bicicleta y otro asistir a una clase de danza aeróbica. Con cada actividad ejercitará unos músculos diferentes y mejorará su estado cardiovascular. Fije un horario para su rutina diaria y sea constante.

Una vez que se sienta a gusto con su nivel de actividad, ensaye a aumentar gradualmente su objetivo para la frecuencia cardíaca hasta un 65 a 75 por ciento de la máxima. Para la edad de 50 años, significa un objetivo de 110 a 128 latidos por minuto (65% de 170 = 110; 75% de 170 = 128). Durante las primeras dos semanas permanezca en el nivel del 60% y después aumente gradualmente su objetivo en un 5 por ciento cada pocas semanas hasta que llegue al 70 ó 75 por ciento de su FCM No aumente su objetivo si siente que debe hacer esfuerzo en su nivel actual. Debe poder hablar mientras hace ejercicio y seguramente será hora de aumentar la intensidad si puede sostener una conversación tranquilamente. Debe poder respirar siempre por la nariz. Trate de pensar en el mantra "so jam" mientras hace ejercicio a fin de mantener su atención en el cuerpo, repitiendo mentalmente "so" al inhalar y "jam" al exhalar.

Una película delgada de transpiración significa que está quemando calorías, pero no debe sudar copiosamente. Si siente que se queda sin aliento o siente malestar en el pecho, suspenda su actividad y póngase inmediatamente en contacto con su médico. Aunque deberá sentir que gastó energía durante una buena sesión de ejercicio, no debe sentirse completamente agotado(a) o exhausto(a). Al principio, o al aumentar la intensidad del ejercicio, es normal sentirse ligeramente adolorido(a), pero no debe sentir un malestar severo. Utilice el sentido común y busque un beneficio equilibrado para el largo plazo con su programa regular de ejercicios.

No tardará mucho en ver que su fuerza y su condición cardiovascular mejoran con su programa constante de ejercicio. Además de mejorar su sensación de bienestar general, observará que pierde peso acumulado, duerme mejor y digiere y elimina mejor los alimentos. Lo más importante es que se verá y se sentirá de acuerdo con su edad biológica sana. Está en sus manos dar este paso para mejorar su capacidad física. Nadie más podrá hacerlo por usted. Por consiguiente, comience hoy y rejuvenezca rápidamente.

Haga ejercicio mientras viaja

Si sus ocupaciones le exigen viajar con mucha frecuencia, tendrá que prestar un poco más de atención para poder cumplir su rutina de ejercicio. En la mayoría de los hoteles hay un gimnasio con los equipos básicos. Pregunte por esas instalaciones al hacer su reserva. Aunque no haya equipo, podrá practicar los siete ejercicios básicos en su cuarto de hotel, utilizando botellas de agua de dos litros como pesas. Para los demás ejercicios de fortalecimiento lo único que necesita es su cuerpo.

Si no hay una banda sin fin, ejercite su sistema cardiovascular practicando el saludo al sol a ritmo rápido durante quince o veinte minutos. Utilice las escaleras del hotel en lugar del ascensor para llegar hasta el piso de su habitación. Si su reunión de negocios es cerca, salga con tiempo suficiente para ir a pie, caminando rápidamente, en lugar de tomar un taxi. Es más fácil continuar haciendo ejercicio con regularidad que parar durante una semana o dos para luego empezar otra vez. Dé una alta prioridad a su programa de acondicionamiento físico.

Mantenga la actividad

Busque oportunidades durante el día para mantenerse físicamente activo(a). Si vive a medio kilómetro de su gimnasio, póngase sus zapatos de trotar y corra hasta allá en lugar de ir en el automóvil y perder diez minutos buscando dónde estacionar. Si trabaja en el vigésimo piso de un edificio de oficinas, tome el ascensor hasta el piso 16 y suba a pie el resto de las escaleras. Si necesita comprar algo en el supermercado, vaya en bicicleta y ahorre un poco de combustible. Estacione su vehículo a algunas cuadras de su trabajo y recorra el resto de la distancia a pie.

Decida conscientemente permanecer activo(a). Su cuerpo y su mente responderán con mayor energía y vitalidad. Mantener la actividad física le ayudará a rejuvenecer y vivir más tiempo.

Todos los días, en todas las formas, aumento
mi capacidad mental y física.
Mi biostato está graduado en una edad sana de _____ años.
Me veo y me siento de una edad sana de _____ años.

Revierto mi edad biológica:

· *Modificando la percepción que tengo sobre mi cuerpo, su*
envejecimiento y el tiempo;

· *por medio de dos formas de descanso profundo: reposo*
consciente y sueño reparador;

· *nutriendo mi cuerpo por medio de una alimentación sana;*

· *utilizando sabiamente los complementos nutricionales;*

· *mejorando la integración entre mi mente y mi cuerpo;*

· *por medio del ejercicio.*

8

Revierta su edad biológica eliminando las toxinas de su vida

SÉPTIMO PASO PARA TODOS LOS DÍAS

Revierto mi edad biológica eliminando las toxinas de mi cuerpo físico y de mi cuerpo emocional.

La forma de ponerlo en práctica es:

1. *Eliminando toda la toxicidad de la dieta y bebiendo entre dos y tres litros de agua todos los días.*
2. *Aprendiendo a manejar la turbulencia emocional.*
3. *Sanando o eliminando las relaciones tóxicas.*

*La acumulación de toxinas en el sistema cuerpo/mente
acelera el envejecimiento.
Al eliminar las toxinas se fortalece la capacidad de renovación.
Es necesario identificar y eliminar las toxinas de su cuerpo,
su mente y su alma.*

Usted podrá revertir su edad biológica eliminando las toxinas de su vida. Cada impulso de su vida se puede considerar desde el punto de vista de si le aporta nutrición o toxicidad. Una experiencia que nutre es la que le da felicidad, expande su conciencia y le ayuda a rejuvenecer. Una experiencia tóxica le deja tristeza, lo hace sentir atrapado(a) y acelera el envejecimiento. Esto es cierto trátese de sustancias, alimentos tóxicos, relaciones tóxicas o emociones tóxicas. Un paso esencial para revertir el proceso de envejecimiento consiste en identificar y liberar las toxinas en todos los planos de la vida.

El envejecimiento y la enfermedad son producto de la acumulación de reacciones tóxicas. Los científicos han llegado a comprender que el daño tóxico a las células y los tejidos es causado por los radicales libres que se forman cada vez que se metaboliza el oxígeno. Una molécula de radical libre es una molécula de oxígeno a la que le falta un electrón. Conocida también como especie reactiva de oxígeno, lleva además otros nombres como radical hidroxilo, oxígeno único, superóxido y peróxido de hidrógeno. Estos agentes químicos hambrientos reemplazan su electrón faltante a como dé lugar, robándolo de cualquier fuente cercana, entre ellas la proteína, la grasa o las moléculas de ADN. En situaciones controladas, los radicales libres son útiles para metabolizar los alimentos y montar una respuesta inmune contra las bacterias invasoras. Sin embargo, el daño secundario producido por la formación de un radical libre se traduce en enfermedad y envejecimiento. Algunas de las enfermedades más comunes de nuestra sociedad relacionadas con el daño de los radicales libres son las siguientes:

- Cáncer
- Enfermedad cardíaca
- Accidente cerebrovascular
- Diabetes
- Artritis
- Osteoporosis
- Enfermedad inflamatoria del colon
- Glaucoma
- Degeneración retiniana
- Enfermedad de Alzheimer

Las arrugas, las canas y la rigidez de las articulaciones también son producto de los radicales libres. Hay cosas que aumentan la producción de estos radicales y otras que la limitan. Entre las que aumentan la formación de radicales libres están las siguientes:

- El tabaquismo
- La contaminación ambiental
- El alcohol
- La radiación, incluida la exposición excesiva a los rayos del sol
- Las carnes asadas al carbón y las ahumadas
- Los alimentos añejos y los fermentados
- Las drogas para quimioterapia
- La ingesta abundante de grasas saturadas e hidrogenadas
- El estrés y las hormonas del estrés

Los seres humanos hemos desarrollado un sistema complejo para neutralizar los efectos nocivos de los radicales libres, denominado *sistema antioxidante*. En este sistema intervienen muchas enzimas, vitaminas y minerales, y cuando está funcionando bien, nos permite desactivar las moléculas dañinas antes de que puedan afectarnos.

Entre las cosas que puede hacer usted para mejorar su sistema antioxidante están las siguientes:

· Consumir más alimentos ricos en antioxidante: frutas frescas, verduras, cereales, nueces y leguminosas.

· Utilice generosamente hierbas y especias ricas en antioxidantes: eneldo, cilantro, romero, salvia, tomillo, hierbabuena, hinojo, jengibre y ajo.

· Elimine el tabaco, el exceso de alcohol y las drogas que no sean esenciales.

· Tome vitaminas antioxidantes: A, C y E.

· Reduzca el estrés: medite.

La acumulación de toxinas en el sistema cuerpo/mente
acelera el envejecimiento.

Libérese de las sustancias tóxicas

Los seres humanos tenemos una propensión singular hacia las cosas que no son buenas para nosotros. En parte, esta afinidad es química, puesto que la nicotina, las drogas ilícitas y el alcohol imitan a los agentes bioquímicos en dosis que generan síntomas de abstinencia cuando se suspenden. Esta tendencia podría explicarse en parte por nuestra resistencia infantil frente a las figuras de autoridad que nos dicen lo que está bien y lo que está mal. Cualquiera que sea la explicación, una vez establecido un hábito tóxico, el ritual mismo sirve de refuerzo para el comportamiento. Por ejemplo, el simple acto de servirse un trago o encender un cigarrillo contribuye a aliviar la ansiedad. Claro está que el problema es que el alivio transitorio puede predisponernos a un sufrimiento de muchos años.

Nuestra experiencia en el Centro Chopra nos ha enseñado que para que una persona pueda librarse de algo que le hace mal es necesario que se den varios elementos. Para descifrar un patrón de condicionamiento tóxico y reemplazarlo por uno benéfico, es necesario reforzar sistemáticamente la transformación con los pensamientos y las decisiones. Son cuatro los pasos fundamentales para librarse de un hábito tóxico.

LA INTENCIÓN DE DESINTOXICARSE

El primer paso importante es *tener una intención clara y decidida*. Si no está convencido(a) de que su vida será mejor cuando se libere de algo tóxico, no tendrá la motivación ni la voluntad para hacer el cambio. Es mejor formular la intención de una manera positiva y no negativa. Por ejemplo, si desea dejar de fumar, diga, "Deseo poder respirar más fácilmente y sentirme bien con mi cuerpo sin necesidad del tabaco", en lugar de decir, "Debo librarme de estos cigarrillos horribles". Si desea dejar de consumir alcohol, desarrolle la intención de que desea sentirse seguro(a) y centrado(a) sin necesidad de automedicarse. Si desea perder peso, desarrolle la intención de que desea un cuerpo sano y en buen estado físico. Visualice claramente la forma como mejorará su vida al librarse de la toxina. Si está luchando contra una adicción y está seguro(a) de querer librarse de ella, ensaye el proceso de "visualización de la unidad" que se explica más adelante.

Si consume habitualmente una sustancia tóxica con la que se hace daño, comprométase ya a dejarla. Desarrolle una intención clara y refuerce sus afirmaciones:

Me comprometo a sacar de mi vida _____ *de una vez por todas.*
Sin _____ *en mi vida,*
me siento y me veo de una edad sana de _____ *años.*

Practique su afirmación durante el día, visualizando su vida sin el hábito tóxico hasta que su cuerpo/mente resuene espontáneamente con esta visión. Desarrolle una visión clara de su nueva realidad y comience a forjarla mediante sus decisiones cotidianas.

Visualización de la unidad

Siéntese cómodamente, cierre los ojos y medite durante algunos minutos para acallar su diálogo interno. Si no conoce la técnica de la meditación con los sonidos primordiales, practique la meditación tomando conciencia de la respiración como lo indicamos en el capítulo 3. Ahora, comience a visualizar su vida sin los efectos negativos del hábito dañino. Imagine su hogar y su ambiente de trabajo libres de esa adicción. Visualice la nueva imagen de su cuerpo, su olor y la sensación de estar libre de los efectos tóxicos de la dependencia. Imagine las relaciones benéficas con sus amigos y seres queridos. Experimente en el telón de su conciencia la vitalidad, la comodidad y la sensación de idoneidad ahora que está libre del patrón negativo que afecta su vida. Permita que esta visualización de unidad penetre en cada célula de su cuerpo.

Practique la plena conciencia

El segundo paso consiste en *convertir el comportamiento tóxico en una meditación atenta*. Esto implica ponerse en la modalidad de observador consciente mientras realiza la acción. Si desea eliminar el cigarrillo, concentre toda su atención en la acción. Siéntese en silencio y obsérvese en el momento de buscar el paquete, sacar un cigarrillo, encenderlo e inhalar. Sienta las sensaciones de su cuerpo y pare cuando haya satisfecho su necesidad.

Son pocas las personas que realmente disfrutan la primera bocanada de humo o el sabor del whisky, lo que refleja la sabiduría interna del cuerpo. Es sólo después de vencer las señales del cuerpo por medio de mensajes mentales falsos —"Pro-

yecto una imagen interesante cuando fumo"; "La bebida me
hace sentir mayor"; "Consumir drogas es estar en onda"— que
el cuerpo deja de enviar impulsos fisiológicos. En su esfuerzo
por conservar energía, el cuerpo deja de enviar sus señales cuando nos negamos a reconocerlas. Realizar el acto habitual con la
"conciencia del principiante" le ayudará a experimentar los efectos reales de la sustancias.

DESINTOXIQUE TODO SU SISTEMA

El tercer paso es *iniciar un programa de desintoxicación general.* Fije
una fecha final y aproveche la oportunidad para despejar tanto
la mente como el cuerpo. El hecho de concentrarse en la purificación ayudará a acortar el período de malestar producido por
la abstinencia y a poner el cuerpo en una modalidad de funcionamiento más sana. Beba muchos jugos de frutas y verduras
naturales durante este tiempo. Ensaye los jugos de frutas en la
mañana, los jugos mixtos de frutas y verduras durante el día y
los jugos de vegetales y las cremas de verduras en la noche. También recomendamos el té de raíz de jengibre preparado con una
cucharadita de jengibre fresco rallado disuelta en cuatro tazas
de agua hirviendo. Simplifique su dieta durante algunos días,
prefiriendo los cereales integrales, las verduras al vapor y la sopa
de lentejas. Tome baños de agua caliente o vaya a un sauna o
un baño de vapor para favorecer la expulsión de las toxinas a
través de la piel. Dedique un tiempo a caminar todos los días
en un parque o al lado de una quebrada, un lago o el mar. Inhale
aire puro, reciba el sol en la cara y juegue con los pies descalzos
en la arena o el césped. Conéctese directamente con la influencia purificadora de la naturaleza.

Éste es un buen momento para iniciar una rutina diaria
de salud. Comprométase a meditar dos veces al día, acostarse a
las 10:30 de la noche y levantarse con la salida del sol. Beba
mucha agua. Inicie un programa regular de ejercicios. Ponga
su cuerpo en movimiento a fin de movilizar las toxinas. Inicie
una dieta sana. Mientras más cosas positivas incluya en su vida,
más fácil le será eliminar todo lo que pueda ser tóxico.

Panchakarma

El Ayurveda recomienda un programa completo de desintoxicación llamado "panchakarma", palabra que significa "acciones purificadoras". El programa completo que ofrecemos en el Centro Chopra es un proceso sistemático para identificar, movilizar y eliminar las toxinas acumuladas en el cuerpo. Después de unos masajes maravillosos con aceite vienen los tratamientos con calor y después algún tipo de procedimiento de eliminación para descargar las toxinas a través de las vías digestivas o los pasajes nasales.

Usted puede seguir un programa suave de desintoxicación en su casa conforme a los pasos siguientes:

1. Adopte una dieta simplificada durante cinco días a base de muchas verduras al vapor, cereales integrales y sopa de lentejas. Elimine los alimentos fermentados, los lácteos, los alimentos de origen animal y los carbohidratos refinados durante esos días.

2. Durante tres días consuma semillas de ajonjolí y uvas pasas amarillas a fin de lubricar el tracto digestivo. Prepare una mezcla de $^1/_8$ de taza de semillas de ajonjolí y $^1/_8$ de taza de uvas pasas. Ingiera una cucharadita de la mezcla una hora antes o dos horas después de cada comida. Si tiene problemas para digerir las semillas, beba $^1/_2$ cucharadita de aceite de ajonjolí con tres o cuatro uvas pasas tres veces al día.

3. Beba mucho té de raíz de jengibre. Para prepararlo, disuelva una cucharadita de jengibre fresco rallado en cuatro tazas de agua hirviendo y bébalo a sorbos durante todo el día. Es más fácil usar un termo para llevar el té a donde vaya. Trate de beber por lo menos un litro al día.

4. La noche del cuarto día hágase un masaje con aceite (véanse las páginas 49-50) y sumérjase en una tina de agua caliente.

5. Hacia las 10 de la noche, beba una cucharada de yogurt con una dosis de extracto normalizado de senna. Reco-

mendamos el Senokot. La mayoría de la gente obtiene una buena eliminación con cuatro tabletas antes de dormir. Sentirá movimientos intestinales dentro de las siguientes seis a ocho horas.

6. Coma poco al día siguiente y añada gradualmente los alimentos más complejos a su dieta de allí en adelante.

Rejuvenecimiento

El último paso es *llenar el espacio* ocupado anteriormente por la sustancia tóxica con algo que lo nutra. Según nuestra experiencia, la "cosa" más importante para llenar el vacío es la paz, la serenidad y el estado de conciencia derivados de la meditación. Cuando las personas que se han dejado llevar por un hábito nocivo comienzan a meditar, muchas veces pierden espontáneamente la necesidad de la experiencia tóxica. Cuando una persona que ha dejado un hábito tóxico se queja de haber reincidido, nuestra primera pregunta es "¿Continúa meditando?" La respuesta siempre es negativa, muchas veces porque su vida se ha tornado tan dinámica que el tiempo para la meditación se ha relegado a un segundo plano. Un componente esencial para librarse de los hábitos nocivos es entrar con regularidad al estado expandido de conciencia a través de la meditación.

Otras cosas que usted puede hacer para llenar el espacio dejado por el hábito son iniciar un programa de ejercicios, tomar clases sobre algún tema que le llame la atención y dedicarse a sanar sus relaciones. Es triste ver con cuánta frecuencia un comportamiento tóxico que compensa una falta de amor realmente limita las posibilidades de encontrar el amor verdadero. Algo muy útil es vincularse a los grupos de apoyo de personas que han pasado o están pasando por la misma transformación que usted busca. Asóciese con personas que lo apoyen en sus decisiones sanas y trate de no exponerse a quienes querrían reforzar sus propios hábitos tóxicos echando por tierra sus esfuerzos por cambiar de vida.

La capacidad de renovación se aviva
cuando se eliminan las toxinas.

EL AGUA — ELEMENTO PURIFICADOR DE LA NATURALEZA

Una técnica de purificación sencilla pero poderosa consiste en aumentar el consumo de agua. El cuerpo humano está constituido por tres cuartas partes de agua y la mayoría de las reacciones bioquímicas operan mejor dentro de una ventana estrecha de concentración. Varios estudios científicos han revelado que nuestra sensibilidad a la sed disminuye con la edad, de manera que corremos el riesgo de desarrollar niveles sutiles de deshidratación de los que no nos percatamos conscientemente. La mayoría de las personas no beben suficiente agua, con lo que se pueden acarrear toda una serie de síntomas. Los dolores de cabeza, el estreñimiento, la piel seca, la fatiga y la indigestión pueden ser manifestaciones de una deshidratación leve. Algunos médicos hasta han llegado a sugerir que muchos problemas comunes de salud como la hipertensión, el asma y el dolor crónico tienen su origen en la deshidratación.

Suponiendo que no tiene problemas renales o hepáticos, le recomendamos adquirir el hábito de beber agua durante el día. Puede calcular el número de onzas recomendadas al día dividiendo por dos su peso en libras.

$$\underline{\hspace{3cm}} \div 2 = \underline{\hspace{3cm}}$$

Peso en libras   Onzas diarias de agua

Por ejemplo, si usted pesa 160 libras, debe consumir 80 onzas o 10 vasos de agua al día. La mayoría de las aguas embotelladas vienen en recipientes de medio litro, que equivale apenas a un poco más de dos vasos, de modo que debe consumir cerca de cinco botellas al día. Las bebidas gaseosas, el té y el café no cuentan, puesto que su contenido de cafeína tiene un efecto diurético. Asimismo, el alcohol produce pérdida de agua y no contribuye a la rehidratación. Si usted hace deporte, consume diuréticos o vive en un clima cálido y seco, aumente su ingesta diaria en otro 10 a 15 por ciento. Prefiera las frutas y las verduras ricas en agua como el melón, la toronja, los duraznos, la sandía, los espárragos, los pimientos, las zanahorias y las setas. Reduzca al mínimo el consumo de bebidas con endulzantes sintéticos. Cuando esté consumiendo el agua suficiente, sentirá la necesidad de vaciar la vejiga cada dos horas aproximadamente.

Muchas personas que siguen esta rutina del agua dicen que pierden más fácilmente el exceso de peso y tienen más energía y menos molestias y dolores crónicos. Beber mucha agua pura y fresca es una de las formas más sencillas y económicas de revertir el proceso de envejecimiento.

ELIMINE LOS ALIMENTOS TÓXICOS

Los alimentos frescos y preparados con amor tienen un nivel elevado de prana o energía vital. Los alimentos almacenados durante meses en una lata no ofrecen mayor probabilidad de nutrir el cuerpo, la mente y el espíritu. Prepare una huerta en su jardín y cultive hierbas y especias frescas para realzar el sabor de sus comidas. Compre los alimentos en los mercados surtidos por los agricultores y destine tiempo para preparar comidas deliciosas, aplicando los principios mencionados en el capítulo 3. Si usted consume constantemente alimentos congelados, enlatados, listos para el horno de microondas o altamente procesados, modifique sus prioridades de tiempo a fin de que la buena nutrición pase a ocupar un sitio más importante en su lista. Convierta la preparación de las comidas en una experiencia familiar o comunitaria a fin de disfrutar el proceso tanto como el producto.

Cada vez es mayor la evidencia de que los plaguicidas y los fertilizantes artificiales empleados en la agricultura moderna están menguando nuestra salud. Estos agentes químicos sintéticos están impregnando el aire y las fuentes de agua. Se les ha implicado como factores que podrían estar contribuyendo a varias formas de cáncer, especialmente del sistema reproductivo. Los estudios han demostrado que es preciso lavar muy cuidadosamente las verduras y las frutas para eliminar los residuos de plaguicidas. Por esa razón, lo instamos a preferir los alimentos cultivados de manera orgánica. Aunque son más costosos, podrá estar seguro(a) de que usted y su familia no están ingiriendo toxinas innecesarias junto con las comidas. También es una forma de poner de su parte para reducir la acumulación de toxinas en nuestro medio ambiente.

LIBERE LAS EMOCIONES TÓXICAS

Si bien todos somos conscientes de los efectos de las sustancias y los alimentos tóxicos contra la salud, las emociones tóxicas suelen ser los aceleradores más nocivos del proceso de envejecimiento. Cada vez que usted se permite albergar sentimientos de resentimiento, hostilidad, remordimiento o aflicción, su vitalidad sufre. Ensaye esta técnica sencilla:

· Busque un sitio tranquilo, siéntese cómodamente y cierre los ojos.

· Calme la mente practicando la meditación con los sonidos "so jam" durante unos minutos.

· Después de un rato, lleve su atención al cuerpo y trate de detectar los puntos de tensión o resistencia. Si identifica un punto congestionado, formule la intención de soltar.

· Lleve su atención al corazón y reconozca todas las cosas por las que se siente agradecido(a).

· Ahora, escuche su corazón y pregúntese, "¿Qué llevo conmigo de mi pasado que ya no me sirve en el presente?"

· Si identifica algún peso en su corazón, formule la intención de soltarlo ahora. Deje ir los resentimientos, los reproches o los remordimientos que pueda tener.

· Mientras libera estas emociones tóxicas, trate de identificar el regalo que se ocultaba en ellas. Por ejemplo, si sufría a causa del comportamiento de alguien, el regalo podría ser haber aprendido a tener más confianza en sí mismo(a).

· Establezca el compromiso de reconocer regularmente su gratitud y de dejar ir todos los reproches de su corazón.

Un corazón agobiado por las emociones tóxicas le impide experimentar la magia, el misterio y la dicha de su momento presente. Comprométase a dejar ir los resentimientos, los remordimientos y los reproches que le producen más daño a usted mismo(a) que a cualquier otra persona.

El proceso de liberar las toxinas emocionales es parecido al de liberar las toxinas físicas. Primero debe tener la intención clara de querer reemplazar las emociones que le quitan vida por otras que revitalicen. El hecho de metabolizar los remordimientos y resentimientos para transformarlos en compasión y perdón puede despertar su cuerpo, su mente y su espíritu a la energía vital primordial, de una manera maravillosa.

Escriba la historia de cómo se desarrolló la emoción tóxica, describiendo los sucesos y también lo que usted siente a causa de esa situación. Los estudios demuestran que llevar un diario sobre las experiencias emocionales perturbadoras sirve para mejorar la función inmunológica y también para ver las cosas con claridad y sabiduría. En su libro *Nonviolent Communication*, el psicólogo Marshall Rosenberg enseña un vocabulario emocional para evitar la victimización. Huya de palabras como abandono, abuso, olvido, maltrato; describa los sentimientos reales de ira, tristeza, soledad y temor a los que dio lugar la circunstancia.

Cuando haya escrito sobre las circunstancias que dieron lugar a las emociones tóxicas, practique algún ritual físico con la intención de dejar ir esos sentimientos que se han apoderado de su alma. Respire profundamente, hágase un masaje, golpee una almohada, abandónese en una danza o salga a correr hasta que su cuerpo haya liberado la tensión acumulada con la emoción. Después, abra su corazón a sentimientos generadores de emociones que reviertan el envejecimiento como el perdón, la armonía, la risa y el amor, en lugar de generar entropía por medio de sentimientos de angustia, resentimiento, remordimiento y desesperación.

Las emociones tóxicas suelen ser los factores más nocivos
en la aceleración del proceso de envejecimiento.
Comprométase a expulsarlas de su corazón y de su mente.

Transforme o libere las relaciones tóxicas

En ocasiones podrá verse involucrado(a) en relaciones conflictivas. Aunque disfrute el drama y la pasión que esas relaciones generan, con el tiempo inevitablemente lo harán sentir viejo(a) y agotado(a). Es esencial transformar las relaciones tóxicas en relaciones que lo nutran. Si acepta que la realidad es un acto selectivo de percepción e interpretación, la forma más positiva de transformar una relación es modificando su forma de percibir a la otra persona.

Toda relación es un espejo en el que usted podrá ver algún aspecto de usted mismo(a). Cuando esté en medio del conflicto, pregúntese, "¿Qué me dice esta situación acerca de mi propia naturaleza?" Ensaye este ejercicio sencillo que le ayudará a revelar el significado oculto de una relación difícil.

Anote los rasgos que pueda para describir a la persona con quien tiene problemas.

_____   _____

_____   _____

_____   _____

Ahora, revise cada una de las palabras que ha utilizado en la descripción para ver cuáles le provocan una carga emocional. Por ejemplo, pudo haber descrito a su jefe en estos términos:

Controlador	*Discutidor*
Necesitado	*Intransigente*
Indiferente	*Terco*

Al leer nuevamente su lista podrá ver las características que *realmente* lo irritan: controlador, necesitado, indiferente y terco. Ahora, mírese a sí mismo(a). ¿Serían esas las mismas palabras que otros utilizarían para describirlo a usted? ¿Tiene la tendencia a reflejar esos rasgos? ¿Ha expresado esas características en el pasado? Muchas veces, los rasgos que más le molestan de las otras personas son los mismos que ha tratado de negar en usted mismo(a). Al aceptar honestamente esas cualidades oscuras de su propio corazón, seguramente se sentirá menos inclinado(a) a juzgar a las demás personas que las manifiestan. Al negarse a juzgar e interpretar, usted podrá abrirse a la posibilidad de ver otras cualidades atractivas de la persona en cuestión, las cuales se había negado a ver anteriormente.

LA SATISFACCIÓN DE LAS NECESIDADES

Las relaciones prosperan cuando ambas partes sienten que satisfacen sus necesidades, y tambalean cuando no es así. Dicho simplemente, usted se siente bien cuando satisface sus necesidades y se siente mal cuando no lo hace. Esa insatisfacción puede generar estrés, emociones tóxicas y relaciones tóxicas. Aprender a expresar sus necesidades y emociones de una manera sana permite cultivar las relaciones benéficas y revertir el envejecimiento.

En la infancia, esperamos que quienes cuidan de nosotros satisfagan nuestras necesidades, aunque no sepamos cuáles son. Lloramos unas cuantas veces y sabemos que mamá intentará determinar si tenemos hambre o frío, o si estamos cansados, aburridos o sólo deseamos que nos carguen. Estos mismos deseos llegan con nosotros hasta la edad adulta y nos sentimos heridos, frustrados, airados o deprimidos cuando nuestros amantes, amigos o colegas son incapaces de adivinar inmediatamente lo que necesitamos para dárnoslo. Éste es un sistema condenado al fracaso, de modo que conviene buscar una forma más eficaz de expresar nuestras necesidades y emociones.

EL DIÁLOGO DE LAS NECESIDADES

Abraham Maslow, psicólogo humanista, describió cinco necesidades básicas que mueven a todo ser humano. Primero están las necesidades fisiológicas básicas como el hambre, la sed y el abrigo contra las temperaturas extremas. Una vez satisfechas esas necesidades nos sentimos motivados por la necesidad de estar seguros y a salvo. Todos deseamos estar protegidos contra el daño físico y emocional. La tercera necesidad es social: la comunidad, la amistad, el amor y la pertenencia. A medida que satisfacemos estas necesidades, sentimos la necesidad de favorecer nuestro amor propio y es entonces cuando buscamos realización, respeto, reconocimiento y posición. La última necesidad es encontrarle el significado, la belleza y la sabiduría a la vida. Maslow dio a esta última etapa el nombre de autorrealización, que corresponde al estado de iluminación en las tradiciones orientales.

Las personas realizadas son agradables, espontáneas, naturales y sencillas. Viven una vida llena de significado y creatividad. Se sienten igualmente felices solas que en una relación personal íntima. Son juguetonas y se ríen con facilidad. Saben cómo satisfacer sus necesidades.

En su libro *Nonviolent Communication*, Marshall Rosenberg describe un proceso sencillo para aumentar la probabilidad de satisfacer las necesidades. Cada vez que no se sienta satisfecho(a) y se sienta molesto(a) por ello, pregúntese, "¿Qué estoy observando?" En lugar de decirle a la otra persona, "Siempre llega tarde a todas las citas", diga "Acordamos encontrarnos a las 12 y llegaste a las 12:30". No critique al hacer sus observaciones a fin de reducir las posibilidades de desencadenar una actitud defensiva.

El segundo paso consiste en identificar sus sentimientos. Desarrolle un vocabulario emocional amplio que no lo convierta en víctima. Evite las palabras que exijan la presencia de otra persona para que usted experimente esas emociones: ignorado, rechazado, desatendido, abandonado o insultado. Usted conserva el poder cuando utiliza palabras como alarmado, disgustado, agotado, temeroso, solo, iracundo o triste, pero entrega ese poder cuando utiliza el vocabulario de la víctima.

El tercer paso es determinar exactamente lo que necesita de la situación. Si usted no tiene claridad acerca de sus necesidades, es poco probable que la otra persona la tenga.

El cuarto paso consiste en formular una solicitud concreta. Pida lo que necesita tan concretamente como le sea posible. En lugar de exigir, "¡Tendrás que pasar más tiempo conmigo o de lo contrario...!" reformule la frase en forma de petición: "¿Puedes llegar a casa una hora antes el miércoles para que podamos salir a pasear juntos?" Es mucho más probable obtener una respuesta positiva ante una petición que ante una orden.

Nosotros quisiéramos agregar un quinto paso a los cuatro originales del doctor Rosenberg. Bien sea que su solicitud sea acogida o no, pregúntese siempre cuál es el regalo que encierra para usted la situación. ¿Qué puede aprender de esa circunstancia sobre usted mismo(a) y sobre la vida? ¿Cuál es la lección que podrá llevarlo a un plano superior de conciencia? Encuentre el regalo, aunque no sea el que esperaba inicialmente.

Comprométase con comunicar sus necesidades conscientemente y así desperdiciará mucha menos energía en el conflicto. Reconozca en sus diferencias un motivo de regocijo en lugar de empeñarse en demostrar que la otra persona está equivocada. Hemos dedicado todo un paso completo en el capítulo 10 al proceso de cultivar las relaciones de amor porque consideramos que es un componente fundamental para revertir el proceso de envejecimiento.

Reconozca en sus diferencias un motivo de regocijo.

Libérese del trabajo tóxico

La mayoría de las personas pasan la mayor parte de la vida en el trabajo. Por consiguiente, lo ideal es que el trabajo sea una oportunidad para expresar creatividad, interactuar de manera importante con los colegas y proporcionar la seguridad material que todos anhelamos. Infortunadamente, muchas personas encuentran en su trabajo una fuente de tensión en lugar de realización, razón por la cual aceleran su envejecimiento en vez de revertirlo.

El mundo sería mejor si todos pudiéramos hacer aquello que nos hace felices y al mismo tiempo expresar nuestros talentos particulares para servir a los demás y a nosotros mismos. Según el Ayurveda, eso es lo que se llama vivir en estado de *dharma*, o de realización de nuestro propósito en la vida. Aunque usted no pueda ganarse la vida haciendo exactamente lo que más le gusta, trate de llevar algo de vida a su sitio de trabajo.

· Relaciónese de una manera más franca con sus compañeros de trabajo para que el ambiente sea más sano emocionalmente.

· Observe su ambiente para ver si puede mejorar lo que oye, lo que ve o lo que huele a su alrededor.

· Busque oportunidades para armonizar su trabajo con sus valores, necesidades y creencias.

La vida es preciosa y usted tiene el derecho de realizar un trabajo que tenga significado. Una prueba para saber si está en su dharma es tomar nota de cuántas veces mira el reloj. Si su diálogo interno le dice que el tiempo pasa muy lentamente y no ve la hora de salir del trabajo, probablemente esté en una posición en la cual no puede expresar plenamente su propósito en la vida. Por otra parte, si siente que el tiempo vuela, es buena señal de que su trabajo es del tipo que le puede ayudar para rejuvenecer. Oiga las señales de su cuerpo y de su mente y comprométase a crear mayor realización para usted y para quienes lo rodean durante su actividad cotidiana.

Revierta la apariencia de envejecimiento

El campo de energía, información e inteligencia conocido comúnmente como la piel es el órgano más grande y adaptable del cuerpo. Siendo la barrera que separa su mundo interior de su mundo exterior, la piel protege sus tejidos, sus células y sus moléculas contra el ataque de los microorganismos, las temperaturas extremas, la radiación ultravioleta e infrarroja y los contaminantes químicos presentes en el entorno. Vigila constantemente los estímulos del ambiente a través de sus innumerables receptores del tacto, la temperatura y el dolor, y envía esa información a su cerebro minuto a minuto. Su piel suave y flexible tiene la capacidad notable de diferenciarse en las hebras largas de su cabello o las uñas duras con sólo reorganizar sus moléculas de colágeno. Es el sitio donde se activa la vitamina D, crucial para mantener unos huesos fuertes. La piel contiene glándulas sudoríparas, glándulas de grasa, células grasas, fibras nerviosas, células inmunes y kilómetros de vasos sanguíneos. Además, es esencial para regular la temperatura del cuerpo y la hidratación. La piel es literalmente el rostro que usted le presenta al mundo.

Si aplica unos principios básicos de protección de la piel podrá revertir la apariencia de envejecimiento. Un programa de cuidado de la piel para revertir el envejecimiento consta de tres pasos importantes:

1. purificar,
2. revitalizar y
3. nutrir.

PURIFICAR

Su piel refleja la pureza de todo su cuerpo. Los principios de una alimentación sana, la suplementación nutricional y la desintoxicación rinden fruto en la calidad de su piel. Además de optar por un estilo de vida sano en todo sentido, usted debe limpiar su piel cuidadosamente una o dos veces al día para eliminar las toxinas que tapan los poros y predisponen a la infección.

En general, es mejor evitar los jabones a base de detergentes fuertes y preferir los limpiadores naturales. El Ayurveda recomienda utilizar polvos naturales de limpieza para eliminar las toxinas y el exceso de grasa y restablecer a la vez el equilibrio ácido-básico. Una fórmula fácil de preparar en la casa consiste en mezclar partes iguales de harina de garbanzo seco, leche en polvo, nuez moscada, cáscara de limón y semillas de cilantro molidas. Haga una pasta con media cucharadita de agua y aplíquela en el rostro húmedo. Cuando comience a secarse, enjuague el polvo.

Si desea experimentar con hierbas ayurvédicas tradicionales para la limpieza, ensaye con polvo de neem, manjista o madera de sándalo. Un principio fundamental con respecto a los productos de limpieza es no usar en la piel nada que usted no quisiera llevar a su estómago.

Los tratamientos a base de vapor y hierbas también ayudan a abrir los poros tapados y liberar las toxinas. Hágase un baño de vapor para la cara una vez a la semana, agregando al agua unas cuantas gotas de aceite esencial. La lavanda, el romero, la bergamota, el enebro y la salvia ejercen un efecto purificador sobre el cuerpo.

REVITALIZAR

El segundo paso para revertir la apariencia de envejecimiento de la piel es la revitalización. El tono y la apariencia de la piel mejoran al estimular las fibras de colágeno que forman su armazón. Muchos productos modernos para el cuidado de la piel contienen ácidos naturales que estimulan a las células productoras de colágeno. Entre estos ácidos se cuentan el glicólico, el azelaico y el láctico. Cuando las concentraciones de estos ácidos son altas producen un efecto de *peeling*, razón por la cual es mejor utilizar esos productos bajo la supervisión de un especialista en el cuidado de la piel. Usted puede hacerse en casa su propio tratamiento revitalizante utilizando productos naturales.

El yogurt, el jugo de limón y el jugo de toronja ejercen un efecto estimulante leve. Aplique el yogurt fresco directamente sobre la piel y déjelo actuar durante cinco minutos antes de enjuagarse. Diluya partes iguales de jugo de limón o de toronja con jugo de sábila y aplique la mezcla sobre la piel; déjela actuar durante dos minutos antes de enjuagar. Si su piel es grasosa, hágalo todos los días. Si su piel es seca o sensible, diluya un poco más la solución y utilícela cada dos o tres días.

NUTRIR

Después de limpiar y revitalizar, es necesario nutrir la piel. Agregue unas cuantas gotas de un aceite esencial de flores o de hierbas a una base de aceite vegetal o de nuez puro. Ensaye una mezcla de aceite de almendra, jojoba, aguacate o girasol con aceite esencial de rosa, lavanda, sándalo, jazmín, geranio o limón. Aplique una pequeña cantidad para que se absorba en forma natural. Utilice un poco más si su piel es seca.

PROTECCIÓN CONTRA EL SOL

Utilice siempre un protector solar cuando esté al aire libre. La radiación ultravioleta daña el colágeno, produce arrugas y cáncer de piel. La prevención es mucho mejor que la curación, de manera que no olvide los efectos nocivos que puede tener el sol para su piel. Esto es especialmente importante si vive en climas cálidos o a mucha altura sobre el nivel del mar. Enseñe a sus hijos a utilizar filtros solares para evitar problemas innecesarios de la piel más adelante.

Todos los días, en todas las formas, aumento
mi capacidad mental y física.
Mi biostato está graduado en una edad sana de _____ años.
Me veo y me siento de una edad sana de _____años.

Revierto mi edad biológica:

· *Modificando la percepción que tengo sobre mi cuerpo, su envejecimiento y el tiempo;*

· *por medio de dos formas de descanso profundo: reposo consciente y sueño reparador;*

· *nutriendo mi cuerpo por medio de una alimentación sana;*

· *utilizando sabiamente los complementos nutricionales;*

· *mejorando la integración entre mi mente y mi cuerpo;*

· *por medio del ejercicio; y*

· *eliminando las toxinas de mi vida.*

9

Revierta su edad biológica cultivando la flexibilidad y la creatividad en la conciencia

OCTAVO PASO PARA TODOS LOS DÍAS

Revierto mi edad biológica cultivando la flexibilidad y la creatividad en mi conciencia.

La forma de poner en práctica la flexibilidad es:

1. *Aprendiendo a soltar cuando las cosas no salen como yo lo deseo.*

2. *Practicando la sabiduría de la incertidumbre: desapegándome del resultado y abandonando la necesidad de controlar.*

3. *Aprendiendo a perdonar, dejando atrás los reproches, los resentimientos y los remordimientos.*

La forma de poner en práctica la creatividad es:

1. *Aprendiendo los nueve pasos de la respuesta creadora.*

2. *Aplicando la respuesta creadora a todas las dificultades y problemas de mi vida.*

3. *Ayudando a los demás a resolver sus problemas mediante la respuesta creadora.*

*El envejecimiento tiene relación directa
con la rigidez y el deterioro.
La juventud se asocia con la flexibilidad y la creatividad.
Tanto la flexibilidad como la creatividad
son comportamientos aprendidos.
Cultivando la flexibilidad y la creatividad en la conciencia,
usted se renueva a cada momento y revierte
su proceso de envejecimiento.
Un antiguo aforismo védico dice, "La flexibilidad y
la creatividad infinitas son el secreto de la inmortalidad".*

Usted podrá revertir su edad biológica cultivando la flexibilidad y la creatividad en la conciencia. Cuando pensamos en el envejecimiento generalmente lo asociamos con la pérdida de flexibilidad y creatividad. El lenguaje que utilizamos cuando nos referimos al envejecimiento refleja esa forma de pensar. Utilizamos expresiones tales como "Loro viejo no aprende a hablar" o "Soy demasiado viejo(a) para cambiar", o "Tiene unos hábitos demasiado arraigados". Tanto la ciencia moderna como la tradición védica, atribuyen la pérdida de flexibilidad y creatividad a la inercia, la entropía y el desarreglo del sistema cuerpo/mente.

De acuerdo con la teoría védica, en el universo operan tres fuerzas fundamentales: *sattwa, rajas* y *tamas*. Sattwa es la fuerza de la creatividad, la evolución y la transformación. Tamas es la fuerza de la estabilidad, la resistencia y la inercia. Rajas es la tensión entre las fuerzas de la creatividad y la inercia. En la infancia y la adolescencia predominan el cambio, la flexibilidad y la creatividad, con una preponderancia natural de sattwa. Nuestro cerebro y nuestro comportamiento reflejan nuestra tremenda capacidad para expandirnos, adaptarnos, transformarnos y evolucionar, y nuestra voluntad y deseo de experimentar y aprender cosas nuevas. En la edad adulta comienza a predominar rajas como consecuencia de las tensiones de la vida diaria y nuestro apego a los resultados, en un esfuerzo por demostrar al mundo lo que somos. Al envejecer nos preocupamos cada vez más por la seguridad y la estabilidad, y comienza a predominar tamas. Esta estabilidad se refleja en nuestros comportamientos y en las conexiones entre las neuronas cerebrales. La estabilidad conduce al estancamiento, el estancamiento conduce al deterioro, el deterioro lleva al desorden y la entropía, y finalmente a la muerte.

La muerte es la respuesta del alma a la pérdida de la flexibilidad. Cuando la fisiología pierde la flexibilidad y la creatividad para continuar integrando la energía y la información de las experiencias de la vida, el alma entra en período de incubación. Según la sabiduría védica, cuando el alma necesita digerir las experiencias de una vida, primero las incuba y después da un salto cuántico hacia un contexto nuevo y una nueva unidad cuerpo/mente. En las tradiciones orientales se da el nombre de reencarnación a este proceso, es decir, encarnar en una nueva experiencia de vida.

En lugar de esperar a que la muerte dé el salto cuántico hacia una nueva experiencia de vida, ¿por qué no dar ese salto estando todavía vivos? De esta manera podemos encarnar (literalmente reencarnar) constantemente. Para esto es necesario aprender dos patrones de comportamiento básicos y fundamentales; (1) la *flexibilidad*, que se aprende dejando ir las cosas, y (2) la *creatividad*, que implica intención, incubación y encarnación. Si aprende a incorporar la flexibilidad y la creatividad como parte del patrón de comportamiento, usted podrá dominar todo aquello para lo cual la mayoría de la gente debe morir, a saber: encarnar y crear una nueva unidad cuerpo/mente.

Cultivando la flexibilidad y la creatividad
en la conciencia usted se renueva a cada momento
y revierte el proceso de envejecimiento.

Flexibilidad

La esencia de la flexibilidad es la voluntad de dejar ir las cosas. Algunas de las preguntas que suelen hacérseles a las personas centenarias (que han vivido por lo menos cien años) son las siguientes: "¿A qué atribuye usted su vida larga y sana? ¿Es la alimentación? ¿Ha hecho ejercicio toda su vida? ¿Ha evitado el tabaco? ¿Consume alcohol?" El objetivo de estas preguntas es, por supuesto, identificar unos principios comunes que nos permitan a todos vivir una vida más larga y sana. Pero lo sorprendente es que ninguna de estas preguntas revela claramente el secreto de la longevidad. La explicación más común que ofrecen la mayoría de nuestros ciudadanos de edad avanzada es su *capacidad para no aferrarse a las cosas*.

Las personas longevas son flexibles y adaptables a la hora de enfrentar los desafíos inevitables de la vida. Quien alcanza a vivir cien años probablemente habrá experimentado dificultades y pérdidas y, no obstante, esos superancianos han podido superar la adversidad y continuar con la vida. Renuncian a aferrarse a las experiencias que no los ayudan. Sueltan y siguen adelante.

Desde el punto de vista ayurvédico, esta capacidad de manejar los sucesos sin sufrir el daño residual es la manifestación de una gran fuerza digestiva conocida en sánscrito como *agni*. La expresión "fuerza digestiva" se refiere no solamente a la capacidad de digerir los alimentos sino también de digerir todas las experiencias de la vida. Agni es la raíz de la palabra ignición, refiriéndose al poder del fuego para metabolizar las cosas. Cuando su fuerza digestiva es poderosa, usted puede extraer el alimento que necesita de cualquier experiencia y eliminar todo lo que no le sirve. Un agni fuerte le permite digerir lo que la vida le presenta sin cargar con los residuos que le impiden aceptarla plenamente. La fuerza digestiva vigorosa es uno de los rasgos esenciales de las personas que viven una vida larga y llena de energía.

Es necesario aprender a dejar ir las cosas porque la vida es un proceso continuo de cambio y transformación. Tratar de frenar el cambio aferrándose a él equivale a luchar contra la fuerza natural de la evolución. En últimas, la naturaleza se saldrá con la suya y su lucha contra el río de la vida cobrará su precio en su fisiología. El desgaste generado por la resistencia acelera el envejecimiento. Usted puede revertir el envejecimiento renunciando a resistirse y aceptando el cambio.

Aprender a dejar ir las cosas no significa renunciar a sus intenciones. Sus intenciones y sus deseos marcan el rumbo de su vida y catalizan las experiencias que necesita para evolucionar hacia niveles más elevados de la conciencia. Ser flexible no implica abandonar las intenciones. Sin embargo, sí implica desapegarse de un determinado resultado. Usted no puede controlar el resultado de una situación y cuando se aferra testarudamente a su idea de cómo deben ser las cosas, genera esfuerzo, tensión y envejecimiento. Siempre que sienta que no obtiene el resultado que usted esperaba, recuerde esta expresión que le escuchamos a un líder espiritual:

Cuando las cosas parecen no salir como lo deseo,
renuncio a pretender obtener el resultado que espero,
seguro de no estar viendo el todo. Si pudiera ver el todo,
comprendería que hay una razón por la cual las cosas
se desenvuelven de cierta manera, y que el cosmos
tiene para mí un plan mucho más grande que cualquier otro
que yo pudiera concebir.

Soltar y desapegarse del resultado es la esencia del verdadero poder y es la única posibilidad de hallar la seguridad. El desapego frente a determinado resultado es producto de la confianza en la inteligencia del universo y la certeza de estar conectados con ella. Implica la voluntad de entrar en el ámbito de lo desconocido, el campo de todas las posibilidades. Ése es el significado verdadero de la flexibilidad. Apegarse a lo conocido es aferrarse al pasado. El pasado es estabilidad y es inercia. El pasado es entropía y estancamiento. El apego a lo conocido —apego al pasado— acelera el envejecimiento.

La mayoría de las personas se pasan la vida entera buscando seguridad a través de sus apegos. Estos apegos generalmente giran alrededor de las posiciones y las posesiones. Puesto que estos apegos rara vez traen verdadera seguridad o felicidad, la gente piensa que la solución está en conseguir mejores posiciones o mayores posesiones. La conversación interior discurre más o menos así: "Si tan sólo tuviera más dinero... si consiguiera un trabajo mejor... si hubiera más pasión en mi relación... entonces sería feliz y me sentiría seguro(a)". El dinero, la posición, las posesiones y los títulos son símbolos de seguridad. Pero los símbolos no reemplazan a la verdadera seguridad, la cual emana solamente de adentro.

Es realmente paradójico que para encontrar la seguridad auténtica y duradera sea preciso rendirse ante la sabiduría de la incertidumbre. Implica cultivar una actitud interior de curiosidad y aceptación. Implica desapegarse de un determinado resultado y reconocer que sea cual fuere el resultado, será el más favorable para la evolución personal en ese momento determinado. Este estado de flexibilidad, que permite acogerse a lo desconocido y desprenderse de un resultado particular, revierte el proceso de envejecimiento.

Usted podrá revertir el envejecimiento
abandonando la resistencia y acogiéndose al cambio.

CONCIENCIA DEL MOMENTO PRESENTE

Los budistas dicen, "A nada me debo aferrar por considerarlo mío o parte de mí". Nada de aquello con lo que usted se identifica puede considerarlo realmente suyo. Aunque piense que el vehículo físico en el cual habita es su cuerpo, a estas alturas ya sabe que cada átomo que lo compone es un préstamo transitorio de su entorno. Al cabo de un año, casi todos los átomos que actualmente considera suyos habrán dejado de estar dentro de los límites de su piel. Sus pensamientos no son realmente suyos. Son parte de la mente colectiva. Hace cien años no habría podido pensar, "Iré a Las Vegas en un avión 747 de propulsión a chorro" porque esos conceptos todavía no formaban parte de la mente colectiva. Sus emociones no son suyas. Todas las emociones que ha sentido en su vida: dicha, desesperación, alegría, frustración, éxtasis, celos, han sido experimentadas por todos los seres humanos desde el comienzo. Ni una sola molécula, ni un solo pensamiento, ni una sola emoción que haya tenido es exclusivamente suyo. Usted es parte de un esquema más grande. Está entretejido(a) a partir de unos cuantos hilos en la red cósmica infinita de energía, transformación e inteligencia.

"A nada me debo aferrar por considerarlo mío o parte de mí". Implícito en este precepto está el reconocimiento de que toda tensión es producto de la codicia o de la aversión. Cuando usted se aferra a algo, trátese de un objeto material, una posición o una relación, limita la conciencia y acelera el envejecimiento. El envejecimiento se acelera porque, en un plano sutil, todo apego viene acompañado de miedo: miedo a perder, miedo a perder el control, miedo a perder la aprobación. Cuando evoca el miedo pone en movimiento la fisiología del estrés que acelera el envejecimiento biológico. Es preciso desechar el miedo para revertir el envejecimiento.

La mente se inclina siempre hacia aquello de lo cual usted espera placer y se aparta de aquello que podría traerle sufrimiento. El resultado de esta tendencia, de esta inclinación, es que no puede permanecer en el momento presente.

Cuando se encuentre fuera del presente, pregúntese, "¿Qué hay de malo con este momento?" Verá que solamente hay dos posibilidades: o bien que se resiste a aceptarlo o bien que sencillamente no está en él. Si se está resistiendo, entréguese conscientemente al aquí y al ahora. Si sencillamente no está en el presente, vuelva suavemente a él. Abra su ser a las posibilidades infinitas que le ofrece el momento presente.

Usted podrá cultivar la conciencia del momento presente practicando la observación consciente, es decir, pasando su atención del objeto observado hacia el testigo silencioso y siempre presente de esa observación. Vuelva a su ser en medio de la observación.

Sus observaciones cambian de momento a momento. Por tanto, si usted se identifica con aquello que observa, su identidad será impermanente. Es algo que usted fabrica en cada momento. Cuando usted se identifica con los objetos que percibe, que cambian constantemente, usted sacrifica su verdadero yo en aras de los objetos de la imagen que tiene de sí mismo(a). Si usted se identifica como el presidente de una compañía, como el dueño de un automóvil de lujo, como representante de un artista o músico, su sentido de ser dependerá de una fuente externa. Esto es lo que se ha dado en llamar "poder de agencia" porque se deriva del apego a un agente externo como una organización, una cuenta bancaria o una relación. El problema con el poder de agencia es que cuando termina el apego también terminan el poder y el sentido de ser.

Lo contrario del poder de agencia es el poder propio, el cual emana de la conexión interior con el espíritu. Implícito en todas sus observaciones y experiencias de la vida, implícito en todos sus apegos a las personas, las situaciones y las circunstancias, hay un plano de conciencia siempre presente donde está el testigo silencioso. Ese testigo es su verdadero yo; es su espíritu.

Cuando usted observa desde la conciencia, pasa la atención de las metas a los procesos. Usted se torna completamente flexible. No siente apego alguno por los resultados. Usted se siente a gusto en ese ámbito de incertidumbre. Cuando el espíritu es su punto interno de referencia, usted ni se anticipa ni se resiste, sencillamente permite. Cuando toma un determinado camino es con la intención de llegar a un destino en particular; sin embargo, si se le presentan por el camino otras oportunidades interesantes, tenga la flexibilidad interior para dejarse llevar. Este proceso se puede resumir en una sola frase, "Tomar las cosas como vengan". El proceso se convierte en la meta.

Siempre que descubra que está aferrándose o retrocediendo, anticipándose o resistiendo, pase su atención al testigo. Ese proceso simple de volver al ser lo llevará de regreso al presente. El presente es la puerta hacia el campo de las posibilidades infinitas. El momento presente se caracteriza por la flexibilidad infinita. Vivir en la conciencia del momento presente contribuye a revertir el proceso de envejecimiento.

Cuando usted evoca el miedo, pone en movimiento
la fisiología del estrés y acelera el proceso de envejecimiento.
Debe deshacerse de ese miedo a fin de revertirlo.

PERDÓN

Eknath Easwanan, gran erudito védico, cuenta una historia conmovedora. Al final de la vida, el alma de una persona pasa a un plano de existencia donde se repasan todas las vidas anteriores. El alma entra en un teatro en donde se proyecta la película de la vida más reciente. El alma comienza a ver la película pero a veces debe cerrar los ojos debido a algunas escenas muy incómodas. Los pecados por omisión y los pecados por comisión encogen el corazón y la escena se vuelve demasiado dolorosa. Por no poder ver la película completa, se pierde algunas lecciones importantes y entonces el alma se ve en la necesidad de reencarnar para aprenderlas en la vida siguiente.

De acuerdo con esta historia, la razón principal que impide ver las escenas dolorosas de la vida es la falta de perdón, para los demás y para nosotros mismos. El perdón es la esencia del acto de soltar. Significa renunciar a los apegos del pasado y despejar los obstáculos que aprietan el corazón. Estos obstáculos son la fuente de la inercia, la entropía y el envejecimiento. Deshágase de ellos para rejuvenecer. Ensaye este ejercicio sencillo:

Cierre los ojos, lleve su atención al corazón y pregúntese si alberga en él algún rencor, hostilidad, resentimiento o remordimiento. Si algo le viene a la mente, pregúntese qué pudo haber causado ese bloqueo en su corazón. Ahora, pregúntese qué debe suceder para que pueda liberar esas toxinas. Busque el regalo que toda experiencia de la vida le ofrece, aunque ésta sea dolorosa, y exprese su gratitud por la experiencia.

Recuerde esta bella expresión de *Un curso de milagros* y haga referencia a ella con frecuencia: "Cada una de mis decisiones es escoger entre un lamento y un milagro".

Lo instamos a que escoja el milagro. Cuando las cosas no

salen como usted cree que deberían, puede autocompadecerse, quejarse y renegar de la injusticia de la vida. Puede lamentarse por no obtener lo que desea, sentirse desgraciado(a) y hacer desgraciados a quienes lo rodean. O puede ver la situación como otra oportunidad para entregarse, para ser flexible y para crecer. Los lamentos, las hostilidades, los resentimientos y los remordimientos se convierten en heridas emocionales abiertas que aceleran el envejecimiento. Perdone y olvide para revertir el proceso de envejecimiento.

ROMPER LOS PATRONES HABITUALES

Es fácil quedar atrapado en patrones habituales que no hacen bien y causan inflexibilidad. Por consiguiente, es muy útil cultivar conscientemente la flexibilidad, renunciando a las cosas y creando patrones nuevos de pensamiento y comportamiento. La práctica de la flexibilidad genera flexibilidad en el sistema nervioso central al obligar a las neuronas a establecer nuevas asociaciones. Las neuronas del sistema nervioso y las decisiones que tome en cada momento están en un ciclo continuo de retroalimentación. Ante su disposición para ensayar cosas nuevas, sus redes neurales se hacen más flexibles y se abren a las percepciones, las interpretaciones y las opciones nuevas, lo que favorece a su vez la formación de nuevas conexiones entre las neuronas.

He aquí unas cuantas sugerencias para romper los patrones habituales de comportamiento. Ensáyelas durante una semana y observe lo que les sucede a su cuerpo y a su mente.

· Modifique su dieta
· Cambie su programa de ejercicio
· Cambie su ruta para ir al trabajo
· Cambie la hora de irse a dormir
· Medite durante más tiempo
· Compre ropa diferente
· Utilice colores diferentes
· Oiga otros tipos de música

- Deje de usar reloj
- Póngase el reloj en la otra mano
- Salga a almorzar con otras personas diferentes
- Ensaye un restaurante nuevo
- Cambie de opinión sobre algo o alguien
- Llame a un amigo con quien hace años no habla
- Conteste al teléfono de una forma diferente
- Cambie su mensaje del correo de voz
- Lea un libro que no escogería normalmente
- Vea un programa de televisión diferente
- Escuche otra emisora de radio
- Tome un curso nuevo

Deje ir los hábitos de siempre y se sentirá renovado(a). Aprender a ser flexible significa aprender a tener acceso al plano más flexible de su ser, ese campo de conciencia eterna subyacente a su mente y a su cuerpo. Este ámbito de flexibilidad es el terreno propicio para rejuvenecer. Sumérjase a diario en ese campo de flexibilidad infinita a través de la meditación. Tenga la intención consciente de pensar y actuar con flexibilidad. Practique el acto de dejar ir las cosas cuando reconozca que aferrarse ya de nada le sirve.

Creatividad

Una vez cultivada la flexibilidad estará listo(a) para la creatividad. Esta última no puede existir sin flexibilidad. Según Amit Goswami, autor de *Quantum Creativity*, la creatividad es un salto cuántico que no obedece a continuidad o algoritmo alguno y nos lleva de un patrón de pensamiento a uno completamente nuevo. Es un salto cuántico —un cambio de paradigma— de un patrón a otro sin pasar por pasos graduales. Los grandes avances creativos en el arte, la música, la arquitectura o la ciencia representan nuevos saltos de la imaginación que no pudieron haberse previsto con base en los patrones existentes. Cuando se da el salto creador, trátese de la teoría de la relatividad de Einstein, del cubismo de Picasso o la música de los Beatles, el mundo cambia para siempre.

Usted es, por naturaleza, un ser creador, aunque no se considere así. Cuando era niño tenía una imaginación prolífica, fuente de toda creatividad. Su flexibilidad juvenil y su conciencia del momento presente le permitían percibir cosas nuevas e interpretarlas de manera diferente constantemente. Podía crear mundos enteros con su imaginación, ya fuera mientras construía castillos de arena en la playa o jugaba con su familia de muñecas imaginaria. Hoy, el simple hecho de que esté vivo(a) es evidencia de su creatividad, puesto que está cocreando su realidad en cada instante. Usted crea una nueva unidad cuerpo/mente con cada impulso de experiencia y con cada respiración. Aprenda a despertar nuevamente su respuesta creadora para recuperar la energía y el entusiasmo de la juventud. Además de ayudarle a rejuvenecer, el proceso creador le servirá para su salud, las relaciones, las artes y los negocios.

EL SALTO DEL CREADOR

La creatividad es el proceso de tomar la energía, la información y el material del universo en su forma primordial y transformarlos en algo nunca antes creado. Ya sea que esté creando una obra de arte original, una nueva pieza de música, un programa exclusivo para computadoras o una respuesta curativa a una enfermedad, para que haya creatividad se necesita un salto de conciencia. Mejorar algo que ya existe es innovar. La creatividad es dar vida a algo que nunca antes ha existido.

La respuesta creadora consta de nueve pasos fundamentales. Tome conciencia de esos pasos y aplique la respuesta creadora siempre que se encuentre ante un problema o un desafío en su vida. Su potencial creador es ilimitado y puede utilizarlo para resolver cualquier problema que enfrente.

Resultado esperado

El primer paso de la respuesta creadora consiste en tener claridad sobre el *resultado esperado*. Debe tener una idea clara de lo que espera que suceda. Si no tiene certeza de lo que desea, lo más probable es que no satisfaga sus necesidades. Enuncie el resultado esperado en términos positivos: "Tengo un cuerpo sano lleno de energía". "Mis relaciones íntimas rebosan amor y cariño". Evite definir sus intenciones en términos de lo que no desea. En lugar de decir, "Quiero dejar este trabajo horrible", enuncie su intención diciendo, "Tengo un trabajo que me permite expresar todo mi potencial".

Escriba sus intenciones y repáselas con frecuencia para asegurarse de que correspondan a sus deseos del momento. Aunque vivir en un estado de flexibilidad implica no apegarse a un resultado esperado, de todas maneras es crucial que sus intenciones no sean ambiguas. Formule una intención clara y despréndase del resultado.

Recopilación de información

El segundo paso es *recopilar información*. Es la etapa para enterarse acerca de todo lo relativo al tema que tiene entre manos. Conviértase en experto(a) en el problema al cual se enfrenta, reconociendo que su variación particular es única. Lea libros, investigue, utilice la Internet, explore la literatura espiritual, asista a conferencias, participe en talleres, hable con sus amigos y parientes. Recoja información de todas las fuentes posibles sin juzgarla ni filtrarla. Preste atención a las sensaciones de su cuerpo mientras oye lo que los demás tienen que decir respecto a su problema, tomando nota de las opiniones que le producen bienestar y las que le producen malestar.

Reorganización y análisis de la información

Mientras recopila la información, su mente digerirá todo lo aprendido, formateando los datos de una forma que le sea útil a usted. Este proceso de *reorganizar la información* ocurre tanto en el plano consciente como en el inconsciente. Los datos son analizados para buscar patrones que le sirvan de pista para ver el problema bajo una nueva luz.

Incubación

El cuarto paso es la *incubación*. Durante esta etapa, permita que su conciencia se expanda a través de la meditación. La incubación es la etapa de la rendición. Una vez enunciada su intención, recogida y reorganizada la información, el siguiente paso consiste en ir más allá de la mente racional para entrar en contacto con un ámbito más profundo de conciencia a fin de poner en marcha la realización de su intención. Utilice la técnica de meditación de "so jam" descrita en el capítulo 3 para acallar y expandir su mente. Repase su intención durante unos momentos antes de iniciar la meditación y suéltela. El hecho de soltar permite que algo completamente nuevo llegue a la conciencia, algo que no había concebido previamente.

Conocimiento

Cuando las condiciones sean propicias, experimentará la quinta etapa correspondiente al *conocimiento*. Este conocimiento es producto de la reorganización de las relaciones y los significados anteriores en un contexto completamente nuevo, el cual hace posible una interpretación enteramente nueva. El conocimiento es el salto creador: cambian radicalmente su percepción e interpretación del problema. Esta nueva luz interior es la esencia de la respuesta creadora, que se precipita desde un plano no local de la conciencia. El proceso de meditación le permite entrar en este ámbito no local que existe por toda la eternidad en el espacio entre sus pensamientos. Cuando usted logra ir más allá de sus ideas sobre cómo deberían ser las cosas, ganando acceso a este ámbito profundo, surge algo sin precedentes. Ése es el conocimiento.

Inspiración

Cuando se produce el conocimiento, éste genera espontáneamente *inspiración*. El grado de entusiasmo que crece en su interior cuando llega el conocimiento es un buen medidor de que se trata de un salto creador real. Cuando realmente ve las cosas bajo una nueva luz, todo su cuerpo/mente se llena de energía. Usted tiene la certeza mental de que el conocimiento es real y siente en su cuerpo que ese conocimiento es correcto. La pasión, la emoción, el alborozo, la alegría y el entusiasmo son señales de que el conocimiento surgido en su interior mientras estaba en la etapa de incubación resolverá su problema y cumplirá su intención.

Ejecución, integración, encarnación

Ahora le toca a usted traducir el conocimiento en acción. Ahora que sabe lo que necesita para cumplir su intención, hágalo. Haga el cambio, dé el paso y *ejecute* la acción para hacer realidad la respuesta creadora. *Integre* el cambio a su vida. Al integrar y ejecutar el conocimiento, haciéndolo parte del pensamiento y el comportamiento, usted lo *encarna* en su cuerpo. Se convierte en parte suya y hace de usted una persona nueva. Usted habrá dado un salto creador y se habrá convertido en una nueva unidad cuerpo/mente.

Arquímedes, el arquetipo de la respuesta creadora

Arquímedes, nacido en Siracusa, Sicilia, en el siglo tercero antes de Cristo, fue el matemático más grande de su tiempo. En una ocasión el rey Hiero le pidió que averiguara si su corona era de oro puro (*intención*). Arquímedes sabía que calculando la densidad de la corona podría saber si se habían agregado otros metales (*recopilación de información*). Sabía que la densidad era igual al peso (masa) dividido por el volumen. Aunque podía pesar la corona en una balanza, no sabía cómo hallar su volumen exacto debido a su forma irregular. Después de varios días de darle vueltas al problema constantemente (*reorganización de la información*), se dejó convencer por su sirviente de olvidarse por un rato del dilema e ir a tomar un baño caliente (*incubación*). En el momento en que entraba en la bañera, notó que su cuerpo desplazaba una cantidad de agua equivalente a su volumen. Esto le dio la idea (*conocimiento*) de que podría calcular la densidad de la corona determinando la cantidad de agua que desplazaba. Fue tal el alborozo que le produjo su descubrimiento *(inspiración)* que cuenta la leyenda que corrió por las calles de Siracusa gritando "¡Eureka!" que en griego significa "¡Lo he hallado!". Y pudo averiguar que el orfebre había mezclado el oro con plata.

A manera de ejemplo de la forma como funcionaría este proceso a nivel personal, piense en una mujer que vive constantemente perturbada porque su esposo no satisface sus expectativas. En su opinión, él pasa demasiado tiempo solo o hablando por teléfono con los amigos y colegas. La desazón y la ansiedad la han llevado a comer más, a engordar y a perder su amor propio.

Decide aplicar los nueve pasos de este proceso creador formulando primero su intención, que es sentirse segura, apreciada y amada. Se compromete a leer varios libros sobre las relaciones y se entera de varios puntos de vista diferentes. Aprende a meditar y lo hace con regularidad. Durante una sesión especialmente profunda, obtiene el conocimiento de que *ella* realmente ha extrañado a sus amigos y su resentimiento se debe a que su esposo está viviendo algo que ella querría también para sí misma. Se inspira con la idea y hace planes para visitar a una antigua amiga del colegio que vive en otra ciudad. Disfruta tanto de esos días que su actitud frente a su vida cambia radicalmente. Comienza a hacer ejercicio y a alimentarse mejor, y todas sus relaciones mejoran, incluyendo su matrimonio.

Al crear las condiciones que le permitieran experimentar un salto cuántico logró acceso a la energía vital que anteriormente estaba fuera de su alcance. Esta capacidad de experimentar soluciones nuevas y creativas a los problemas de siempre es la esencia de la flexibilidad y un componente fundamental para revertir el proceso de envejecimiento.

OPORTUNIDADES PARA LA CREATIVIDAD

Aplique el proceso de los nueve pasos cada vez que perciba un problema o una dificultad en la vida. Vea en cada dificultad una oportunidad para la creatividad. Cuando aprenda a ver cada problema como una oportunidad para practicar las respuestas creadoras, esperará con ansia y emoción todos los desafíos que la vida le depare.

Ayude a los demás a resolver sus problemas enseñándoles la respuesta creadora. Enseñe y aplique la respuesta creadora en su trabajo y en su vida familiar. Enseñe a sus hijos a ver en los problemas una oportunidad para aprender a ser creativos. La flexibilidad y la creatividad son la clave del avance evolutivo. Incluso en términos darwinianos, sobreviven aquellos que se adaptan. Para poder adaptarnos necesitamos flexibilidad y después creatividad. Todo salto evolutivo es un salto cuántico en creatividad. Cuando cultive la flexibilidad y practique la respuesta creativa, observará que se torna mucho más joven, flexible y adaptable.

Todos los días, en todas las formas, aumento
mi capacidad mental y física.
Mi biostato está graduado en una edad sana de _____ años.
Me veo y me siento de una edad sana de _____ años.

Revierto mi edad biológica:

- *Modificando la percepción que tengo de mi cuerpo, su envejecimiento y el tiempo;*

- *por medio de dos formas de descanso profundo: reposo consciente y sueño reparador;*

- *nutriendo mi cuerpo por medio de una alimentación sana;*

- *utilizando sabiamente los complementos nutricionales;*

- *mejorando la integración entre mi mente y mi cuerpo;*

- *por medio del ejercicio;*

- *eliminando las toxinas de mi vida; y*

- *cultivando la flexibilidad y la creatividad en la conciencia.*

10

Revierta su edad biológica
por medio del amor

NOVENO PASO PARA TODOS LOS DIAS

Revierto mi edad biológica haciendo del amor el aspecto más importante de mi vida.

La forma de ponerlo en práctica es:

1. *Escuchando atentamente, sin interrumpir.*

2. *Expresando mi aprecio real y sincero por lo menos a una persona todos los días.*

3. *Entrando conscientemente en contacto amoroso con todas las personas cercanas a mí y tomando conciencia de mi energía sexual en todas sus diferentes expresiones.*

El amor sana.
El amor renueva.
El amor nos hace sentir seguros.
El amor nos acerca a Dios.
El amor vence todos los temores.
El amor rejuvenece.
El amor revierte el proceso de envejecimiento.

Usted podrá revertir su edad biológica a través del amor. El amor es la esencia de la vida. Para los seres humanos, el amor es tan esencial como el alimento y el agua y sin él no podemos sobrevivir. El amor no es solamente una experiencia psicológica; el amor transforma la biología. Los bebés mamíferos, desde los conejos hasta los chimpancés, no se desarrollan normalmente cuando se ven privados del amor de la madre. Aunque no estamos acostumbrados a considerar el amor en términos científicos, en estos últimos veinticinco años los estudios científicos han arrojado evidencia incontrovertible de que la experiencia del amor tiene profundos efectos promotores de vida sobre nuestra fisiología.

Los estudios científicos demuestran que la inmunidad mejora con el solo hecho de tener actitudes de compasión. El doctor David McClelland, de la Universidad de Harvard, determinó que la producción de anticuerpos en la saliva aumentaba en los estudiantes universitarios mientras veían una película en la que aparecía la Madre Teresa consolando a un niño, mientras que se reducían cuando veían escenas de guerra. Los estudios de David Spiegel, de la Universidad de Stanford, nos han enseñado que las mujeres que sufren de cáncer metastásico y participan en grupos de apoyo en los que reciben cariño viven, en promedio, dos veces más tiempo que las que no lo hacen. Sabemos que los hombres que se saben amados por su esposa se recuperan mucho mejor cuando sufren un ataque cardíaco que aquellos que no. Además, una simple llamada telefónica de una enfermera verdaderamente interesada puede duplicar el tiempo de supervivencia de un paciente cardíaco. También en los animales, los estudios han demostrado que la ternura y el afecto pueden reducir el riesgo de enfermedad. En Ohio State University se hizo un estudio curioso con dos grupos de conejos alimentados con una dieta idéntica, rica en colesterol. Los conejos de uno de los grupos eran acariciados y abrazados con regularidad por los zootecnistas. Los conejos del otro grupo no recibieron manifestación alguna de afecto. Al terminar el estudio, los conejos tratados con cariño habían depositado en sus vasos sanguíneos solamente el 10 por ciento de la grasa que habían depositado los animales carentes de contacto. El amor se metaboliza a nivel de la fisiología y puede significar la diferencia entre la salud y la enfermedad, la vida y la muerte.

Estos informes científicos no nos sorprenden a la mayoría de nosotros. Todos hemos sentido la exuberancia y la vitalidad de sentirnos amados. También la mayoría de nosotros hemos conocido la angustia y la desesperación cuando nos sentimos aislados y rechazados. Cuando las personas sufren la pérdida del amor experimentan cambios en la química cerebral, que influyen sobre cada una de sus células. Estos cambios aumentan ostensiblemente el riesgo de una serie de enfermedades, desde el cáncer hasta la enfermedad cardíaca. Asimismo, el regocijo, el entusiasmo y la tranquilidad emanados del amor crean unas transformaciones que refuerzan la vida y el bienestar tanto físico como emocional. El amor nos hace sentir bien porque crea la biología del deleite, la alegría y la seguridad. El amor sana, el amor nutre, el amor es bueno para nosotros.

El amor transforma la biología.

¿Qué es el amor?

Ahora que sabemos que el amor transforma nuestra fisiología inclinando la balanza hacia la salud y la vitalidad, estamos listos para hacernos la pregunta fundamental: ¿Qué es el amor? Los poetas, los filósofos y los autores de canciones se han expresado con elocuencia sobre este tema perenne desde tiempos inmemoriales. No hay otra palabra en idioma alguno que sea acogida en un plano tan personal como el amor. Despierta en cada uno de nosotros toda una vida de recuerdos y deseos, entretejiendo la inocencia y la pasión de nuestro cuerpo, nuestro corazón y nuestra alma.

Para la mayoría de la gente, el amor es una emoción, un sentimiento, una sensación capaz de consumir nuestros pensamientos y moléculas. El enamoramiento es un estado alterado de la conciencia en el que se transforman nuestras percepciones, interpretaciones y decisiones. Cuando nos enamoramos, nos sentimos despreocupados y dispuestos a vivir experiencias nuevas. Somos a la vez vulnerables e invencibles. Nos sentimos renovados, alborozados y alegres. El amor nos hace olvidar nuestras preocupaciones mezquinas y abre nuestra conciencia a la magia y al misterio de la vida. El amor nos recuerda que estamos vivos.

El amor nos inspira a hacer grandes cosas. A través del poder del amor nos conectamos con las energías primordiales y nos convertimos en seres míticos. Los amantes se embarcan en aventuras épicas para demostrar el poder de su amor. El amor nos conecta con los amantes arquetípicos. Gozamos reviviendo las historias de amor que se precipitan desde el ámbito mitológico del subconsciente humano. Todas las culturas tienen sus historias de amor. Desde Cupido y Psique hasta Rama y Sita, desde Romeo y Julieta hasta Spencer Tracy y Katharine Hepburn, estas historias románticas cuentan sobre el infierno de la separación y el cielo de la unión que experimentamos los seres humanos a través del amor. Estas historias de amor sempiternas son la llave que abre la puerta al amor universal.

El amor personal como una forma concentrada del amor universal

Las grandes tradiciones de todas las culturas nos informan que la unidad es la verdad última de toda existencia. El Espíritu único indiviso se fragmenta en seres infinitos. Sin embargo, una vez fragmentado, las partes se sienten impelidas a restablecer la unidad. Los átomos tratan de volverse moléculas. Los cuerpos celestiales tratan de unirse en sistemas solares. Los seres humanos buscan fundirse con sus seres queridos. En su esencia, el amor es la búsqueda del espíritu. La necesidad de realizar ese anhelo de unidad vibra en la profundidad de nuestra memoria personal y colectiva. La búsqueda incesante de la unidad por fuera de nosotros nos revela en algún nivel preconsciente que la única fuente verdadera de amor es el océano infinito e ilimitado del espíritu que reside en el interior de nuestro propio ser. Mientras más conectados estamos con el espíritu, más amorosos somos en nuestros sentimientos y comportamientos.

La mayoría de las personas no están en sintonía directa con su esencia espiritual. Por consiguiente, la Naturaleza, en su compasión por los seres humanos, nos ha brindado la oportunidad de enamorarnos los unos de los otros. Este amor personal nos permite entrever el poder transformador del espíritu. El amor personal nos permite saborear el amor universal pero, por muy enamorados que estemos, nunca es suficiente. Siempre sentimos el impulso de experimentar más amor, más intimidad, más asombro, porque nuestra alma siente el anhelo de experimentar la reunión última con el espíritu.

Cuando reconozca que el amor y el espíritu son la misma cosa, reconocerá su anhelo de amor como una sed de mayor conciencia, mayor comunión, mayor conexión con la inteligencia universal subyacente. Todo acto de amor es un acto de divinidad, una expresión del espíritu.

Comprométase a ver cada acto de amor como una expresión del espíritu. Mirar dulcemente a un niño, dar limosna a un desposeído, ayudar a un extraño a cambiar una llanta, llevar flores a su cónyuge, servir de voluntario(a) en un hospital, son actos a la vez personales y espirituales. Le brindan gran alegría porque ayudan a ampliar su concepto de lo que usted es. Cada acto de amor afloja las cadenas del egoísmo. Cada acto de amor le permite vislumbrar el espíritu y lo acerca un paso más hacia la integración de lo eterno con la existencia limitada por el tiempo. El amor crea la experiencia de la eternidad del momento presente y mientras más la experimente, más rejuvenecerá. Mientras más se conecte con la profundidad de su esencia, que es el espíritu, más amoroso(a) y liberado(a) se sentirá. Piense en el amor. Hable de amor. Busque el amor. Fomente el amor. Comprométase a expresar el amor en todas las interacciones de su vida. Ésta es la forma como su alma recordará que es perfecta. Todas las lecciones de la vida son lecciones de amor. Vivir una vida espiritual implica buscar el amor en todas las situaciones. Haga del amor el aspecto más importante de su vida y rejuvenecerá y vivirá más tiempo.

En su esencia, el amor es la búsqueda del espíritu.

Comunicar amor

El amor es el espíritu en movimiento. Al pasar de un corazón a otro, el amor genera la biología que revierte el envejecimiento. El amor debe expresarse para que pueda servirle a usted y a sus seres queridos. Hay tres formas fundamentales de expresar su amor por otra persona:

· Escuche con atención lo que dice ella.
· Exprese con palabras y obras su aprecio por ella.
· Manifieste su afecto con el contacto físico.

Cada una de estas demostraciones de amor sucede espontáneamente cuando nos enamoramos. Basta con mirar a cualquier pareja picada por el amor. Los dos viven pendientes de las palabras del otro. Pintan de poesía las cosas que les parecen atractivas, inteligentes y excepcionales del otro. Expresan su aprecio a través de objetos de amor, desde flores hasta joyas y hasta galletas hechas en casa. Por último, no pueden dejar de tocarse.

Ya sea que esté en las primeras etapas de un nuevo romance, que lleve muchos años en una relación, o que esté visitando a un viejo amigo de la universidad, estas tres fases del amor son importantes. Demuestre su amor permaneciendo totalmente en el presente. Exprese su aprecio con palabras y obras. Sea afectuoso(a). Practique conscientemente estos principios del amor. Como resultado, rejuvenecerá y vivirá más tiempo.

Amor, sexo y espíritu

La energía sexual es la energía primordial creadora del universo y todas las cosas vivas provienen de ella. En los animales y en otras formas de vida, la energía sexual se expresa exclusivamente como creatividad biológica. Los animales engendran más animales. En los seres humanos, la energía sexual se puede canalizar hacia la creatividad en todos los niveles: físico, emocional, y espiritual. La energía sexual está en acción en todas las situaciones en las que se experimenta atracción, excitación, vivacidad, pasión, interés, inspiración, emoción, creatividad o entusiasmo.

Todas estas manifestaciones diferentes de la energía sexual se expresan en el cuerpo físico en forma de sensaciones. Cuando hay excitación sexual, ésta se siente en el cuerpo. Cuando usted se siente entusiasmado, inspirado, alegre, lleno de energía o de pasión, también experimenta determinada sensación física. La característica común a cada una de estas experiencias es la sensación de expansión. Este sentimiento expansivo puede ser tan fuerte en ocasiones que es como si usted fuese a estallar. Se siente lleno de energía. El término médico para este estado de plenitud es tumescencia. Aunque generalmente se utiliza en el contexto de la excitación sexual, también puede caracterizar estas otras expresiones de emoción y pasión.

Aprenda a entrar en contacto con esas sensaciones y reconozca sus diversas manifestaciones físicas. Cierre los ojos en este momento y recuerde una situación en la cual se haya sentido apasionadamente emocionado(a) frente a una obra de arte, la belleza de un paisaje o una pieza musical conmovedora. También pudo suceder al tener una idea de negocios realmente brillante, o al escuchar algo que le hizo comprender claramente un problema que tenía entre manos. Pudo haber sido una experiencia sexual erótica y apasionada. Note las sensaciones que la experiencia de la inspiración provocan en su cuerpo. Ésa es la esencia de la energía sexual, la cual se expresa de muchas maneras diferentes. Aprenda a reconocer esta fuerza vital poderosa en todas sus manifestaciones.

En el transcurso de su vida cotidiana, preste atención a esas experiencias de vitalidad intensa. Puede provocarlas una persona por la que se sienta intensamente atraído(a), los colores espectaculares del atardecer, o la vista de las manos bellas y amorosas de la abuela. Tome conciencia de la energía que llena de poder a quien ama apasionadamente la vida. Cultive esas sensaciones por medio de su atención hasta que sienta un alborozo exuberante en cada una de las células de su cuerpo. Mientras más busque y reconozca esas sensaciones en su cuerpo, mayor será la conciencia de sus experiencias sensoriales y mayor su aprecio inocente y simple y su gratitud por la creación. En ello radica la esencia de la vida espiritual.

Pese a lo que quizás ha aprendido a creer a través de su condicionamiento, el deseo sexual es sagrado y virtuoso. Lo que es artificial, antinatural y producto de una confabulación es la supresión de la energía sexual. Para muchas personas, la experiencia de la intimidad sexual es su primer acercamiento a la experiencia de la espiritualidad. Cuando usted y su ser amado se funden física y emocionalmente, ambos trascienden las fronteras del ego. En ese estado de unión experimentan una sensación de eternidad, naturalidad, regocijo e indefensión. Éstas son cualidades del espíritu cuando no está subyugado por el control, el miedo o la separación. Cultivar este estado de entrega natural y vulnerabilidad aceptada en todas las relaciones es la esencia de la vida espiritual.

VITALIDAD SEXUAL

Todos tenemos a nuestra disposición la energía sexual en todas las edades. Abrirse a la energía sexual revierte el envejecimiento. Aunque muchas personas tienen la impresión de que la energía sexual disminuye con la edad, los estudios han demostrado que la gran mayoría de los hombres y las mujeres son sexualmente activos a los sesenta, los setenta y más años. Cerca del 90 por ciento de los hombres y las mujeres casados de más de sesenta años, y más del 80 por ciento de los hombres y las mujeres de setenta años son sexualmente activos y lo disfrutan. La sexualidad es una característica de las relaciones amorosas íntimas durante la vida adulta.

Hay unos cambios fisiológicos asociados con el envejecimiento que vistos desde cierto ángulo, pueden interpretarse como una pérdida pero que vistos desde otro ángulo, pueden considerarse una oportunidad. Algunos hombres de sesenta y setenta años tardan más tiempo en excitarse físicamente. Algunas mujeres necesitan ayuda para compensar la sequedad de los tejidos debida a la menor producción de estrógeno. Éstos son aspectos que se pueden superar fácilmente. El tiempo y la atención dedicados a crear intimidad física, emocional y espiritual pueden traducirse muchas veces en las experiencias sexuales más satisfactorias de la vida de una persona.

Para mejorar sus experiencias sexuales, usted deberá renunciar a sus expectativas. Esas expectativas se refieren generalmente a tres aspectos:

1. *desempeño*, ejemplificado por la pregunta "¿Cómo lo estoy haciendo?";

2. *emociones*, ejemplificadas por la pregunta "¿Cómo me estoy sintiendo?"; y

3. *seguridad*, ejemplificada por la pregunta "¿Realmente me amas?"

Éstas son inquietudes comprensibles cuando explore la intimidad con su pareja. Sin embargo, también son oportunidades únicas para expresar las vulnerabilidades y crear más intimidad. La intimidad se deriva de la voluntad de ser vulnerables. Pida lo que necesita y dé a su pareja lo que él o ella necesita. La sinceridad, la vulnerabilidad, la voluntad de dar y la disposición para recibir son cualidades del espíritu.

Abandone sus expectativas porque, al hacerlo, podrá deshacerse de la resistencia. La resistencia le impide disfrutar de lo que está viviendo. En el sexo, como en todos los aspectos de la vida, la resistencia nace del miedo. La resistencia es mental y proviene de un juicio en contra de lo que se está experimentando. Practique a dejar de lado sus juicios y abandonar sus expectativas y no tardará en experimentar la pasión y la entrega que el sexo le brinda. La pasión concentrada del amor en el sexo impregnará entonces todos los demás aspectos de su vida.

Si percibe que con la experiencia sexual se mezclan emociones ocultas tales como vergüenza, culpabilidad o ira, comprométase a liberar esos sentimientos tóxicos e inhibitorios. La intimidad sexual es un camino hacia la experiencia de la libertad verdadera porque es un aspecto de la vida en el cual nos podemos mostrar completamente desinhibidos y libres. Hay realización sexual cuando la experiencia emana de la sencillez del juego y no de la necesidad. Cuando el sexo se utiliza para satisfacer necesidades, se convierte en adicción. Cuando el sexo es producto del deseo de jugar, el resultado es el éxtasis.

Pese a lo que quizás ha aprendido a creer a través de su condicionamiento, el deseo sexual es sagrado y virtuoso.

El juego

El sexo es realmente placentero y engendra muchísimo amor e intimidad cuando se experimenta como un proceso y no como una finalidad. La sociedad occidental ve el mundo en términos de objetivos finales. Tanto los hombres como las mujeres están condicionados para alcanzar las metas establecidas lo más directa, rápida y eficientemente posible. Esta actitud se manifiesta también en nuestras relaciones sexuales, en las cuales hemos aprendido a apreciar el clímax como el único objetivo de la intimidad física. Aunque todos los amantes gozan el placer del orgasmo, las tradiciones de la sabiduría de la India y de la China sugieren que jugar con la energía sexual y prolongar el proceso de la intimidad sexual es un medio para expandir el corazón, la mente y el espíritu y enriquecer, a la vez, el goce físico. Conocidos como Tantra en la India y el Tao del sexo en la cultura tradicional china, los principios básicos de las relaciones sexuales conscientes son *el ritual, la comunicación y la delicadeza.*

EL RITUAL

Si el sexo para usted es un acto sagrado, comprenderá el valor del ritual. Destine tiempo para prepararse para el amor sexual como si fuese a viajar al reino del placer celestial. Báñese y prepare su cuerpo y su mente para compartir sus dones más personales. Prepare la escena del amor sexual prestando atención a todos los sentidos. Lea poemas de amor a su pareja para crear una atmósfera de inspiración. Ponga música hermosa que despierte las pasiones y abra el corazón. Utilice ropa sensual y prepare el ambiente con las luces tenues de las velas y aromas agradables. Mire a su amante a los ojos y reconozca en silencio o en voz alta el don de entregarse íntimamente a su pareja.

Si considera la sexualidad sencillamente como otra necesidad fisiológica, ése será el único propósito que cumplirá. Si reconoce que, a diferencia de sus ancestros animales, tiene la capacidad de canalizar la energía sexual creadora para expandir el corazón y elevar la conciencia, puede utilizar los rituales para concentrar la atención y la intención. Al transformar el intercambio entre dos personas de un acto puramente biológico en un acto del cuerpo, la mente y el espíritu, se genera pasión, vitalidad y éxtasis.

LA COMUNICACIÓN

Comunique sus sentimientos y necesidades a su pareja antes, durante y después del acto sexual. Hágale saber lo que le produce placer y lo que necesita para sentirse adorado(a), seguro(a) y excitado(a). Reoriente su intención para que no se limite a liberar la presión sexual sino a celebrar todo el proceso. El hecho de prolongar el acto sexual fortalece la energía a nivel de la mente y del cuerpo. Informe a su pareja cuando esté próximo(a) al clímax y reduzca el ritmo para expandir y prolongar el placer. El acto sexual es la danza del cuerpo, la mente y el alma y puede prolongarse durante las veinticuatro horas del día en el plano físico, emocional y espiritual.

La voluntad de mostrarse vulnerable nutre el éxtasis sexual. Para poder pedir a su pareja lo que necesita para satisfacer sus deseos y fantasías más profundas, usted debe estar dispuesto(a) a mostrarse vulnerable. Esta vulnerabilidad hace que se borren los límites que separan al "yo" del "tú" y al cuerpo del alma. Ésta es la esencia de una experiencia espiritual y la promesa de un acto sexual de amor consciente.

LA DELICADEZA

Al igual que la meditación, el acto sexual es un ámbito en el cual la fuerza, el esfuerzo y el control no tienen lugar porque no producen éxito ni realización. La sutileza, la delicadeza y el momento propicio son la esencia del éxtasis. Para que brote la dicha sexual es preciso prestar atención total al momento presente y abrirse a la creatividad. El sexo puede ser una herramienta para la transformación personal si aprende a oír las señales de su cuerpo y las del cuerpo de su amante y las utiliza para rendirse y dejar ir la resistencia y el miedo. El amor en el sexo da acceso a los planos de la conciencia personal, colectiva y universal. Toda pareja enamorada pone nuevamente en escena los mitos perennes del amor; toda pareja enamorada reproduce la reunión de las almas. En la medicina tradicional china, hacer el amor es una oportunidad para equilibrar las fuerzas del yin (movimiento hacia adentro) y del yang (movimiento hacia afuera). En el Ayurveda y el Tantra, la unión sexual es la expresión personalizada de la danza eterna entre los impulsos de la potencialidad pura (Shiva) y la expresión creadora (Shakti).

La verdadera intimidad es la unión de carne con carne, de corazón con corazón, de alma con alma. La energía sexual es la energía creadora del universo. La energía sexual es energía sagrada. Cuando devolvemos la experiencia sexual al ámbito de lo sagrado, nuestro mundo se torna divino, santo y sano.

A través de la vulnerabilidad de la intimidad sexual
se borran los límites que separan al "yo" del "tú"
y al cuerpo del alma.

Ojas: la esencia del amor

Usted ha venido utilizando el mantra ojas en su ritual diario para percibir su cuerpo como un campo de energía, transformación e inteligencia. Esta sustancia sutil nutre sus cuerpos físico, emocional y espiritual. Es la esencia integradora que unifica todos los aspectos de su ser.

Según el Ayurveda, nacemos con una reserva reducida de ojas, la cual podemos aumentar o disminuir, dependiendo de si nuestras experiencias son tóxicas o benéficas. La comida sana, las emociones de amor, las impresiones sensoriales benéficas, las hierbas rejuvenecedoras y el uso creador de la energía sexual contribuyen en su conjunto a acrecentar a ojas. Ojas recuerda a cada una de las células del cuerpo su función principal de sustentar la integridad de la red mente/cuerpo. También fortalece la inmunidad natural. Cuando ojas se agota, se desarrolla susceptibilidad a los trastornos degenerativos, incluido el cáncer. Por consiguiente, proteger e incrementar las reservas de ojas es fundamental para revertir el proceso de envejecimiento.

Ojas se puede agotar a causa de una liberación excesiva del fluido reproductivo. Esto es importante para los hombres y constituye la base de la idea de que, al envejecer, la vitalidad se puede mejorar reduciendo la frecuencia de la eyaculación. Esta noción no es un argumento moral sino una expresión de la conservación de la energía. Por principio general, si usted es hombre, trate de mejorar la relación entre las experiencias sexuales y la eyaculación. Si está acostumbrado a liberar la tensión sexual cada vez que tiene relaciones, trate de hacerlo una vez sí y una no. Después, trate de hacerlo cada tercera vez. Aunque al principio puede sentir una especie de frustración, con seguridad comenzará a apreciar muy pronto el mayor grado de energía y pasión que sentirá durante todo el día. Si usted es mujer, juegue con su pareja para mantener su energía sexual despierta pero sin liberarla inmediatamente. Cuando los amantes dirigen conscientemente su energía sexual poderosa, se hacen más atractivos el uno para el otro. Todos los aspectos del acto de hacer el amor, dentro y fuera de su expresión sexual, adquieren un mayor matiz de éxtasis.

Nutrición para ojas

Según el Ayurveda, hay alimentos y hierbas especiales para acrecentar los efectos de ojas. Las frutas y las verduras frescas, los cereales integrales, las nueces (en particular las almendras), la miel y los lácteos derivados de vacas bien cuidadas mejoran el nivel de ojas. Entre las sustancias que agotan a ojas están el alcohol, el tabaco, los alimentos enlatados, los alimentos altamente procesados, los alimentos fritos y los que contienen edulcorantes artificiales. Escoja cosas más sanas, sin llegar al extremo de la compulsión y la rigidez, las cuales también agotan a ojas. Sencillamente, tome mayor conciencia de lo que elige para usted de manera que, en la medida de lo posible, pueda aumentar la reserva de ojas en su vida.

OJAS Y LAS HIERBAS

Hay muchas hierbas rejuvenecedoras clásicas utilizadas en los sistemas de sanación del mundo entero que además fortalecen a ojas. El gingseng de los sistemas chino y coreano es la hierba más popular del mundo y se ha utilizado tradicionalmente para aumentar la potencia sexual. Los estudios científicos sugieren que el gingseng puede aumentar el apetito sexual y mejorar la función eréctil tanto en los animales como en los hombres. También mejora la sensación general de bienestar y vitalidad.

El gingseng viene en muchas formas como cápsulas, infusiones y hasta goma de mascar.

El Ayurveda tiene toda una rama de la medicina dedicada a mantener y recuperar la función óptima de los tejidos reproductivos. Las hierbas utilizadas para este propósito se conocen como *vajikarana* y se las denomina popularmente afrodisíacas. Aunque la noción generalizada de una sustancia afrodisíaca es que despierta el deseo sexual, según el Ayurveda estas hierbas afrodisíacas también mejoran la esencia reproductiva. En otras palabras, mejoran a ojas. Las tres sustancias más comúnmente recomendadas para este propósito en el Ayurveda son ashwagandha, shatavari y amalaki.

Ashwagandha (Withania somnifera)

Conocida también como vejiguilla, esta hierba de fuerte fragancia se ha reconocido desde tiempo atrás como la principal sustancia rejuvenecedora para el sexo masculino. Su nombre en sánscrito significa "olor a caballo", dando a entender que infunde la potencia de un caballo a quien la utiliza. Aunque siempre se la ha considerado una hierba para mejorar la potencia sexual, la mayoría de los estudios se han concentrado alrededor de sus propiedades para reducir la tensión emocional y mejorar la inmunidad. Un experimento reciente realizado con animales reveló que la ashwagandha influye en las sustancias químicas producidas por la hipófisis, que regula las hormonas sexuales.

El Ayurveda recomienda tomar una cucharadita de ashwagandha en leche caliente endulzada con miel o azúcar moreno antes de dormir. Se recomienda especialmente en los días en que el hombre ha eyaculado, con la intención de ayudar a reponer el ojas perdido. Es igualmente útil para avivar la pasión y el ardor sexual de la mujer. La ashwagandha se consigue fácilmente a través de diversos distribuidores en occidente.

Shatavari (Asparagus racemosus)

Se dice de esta forma silvestre del espárrago que es el equivalente femenino de la ashwagandha en el sentido de que sustenta la energía nutritiva, receptiva y creadora femenina presente tanto en los hombres como en las mujeres. El Ayurveda, sin temor a exagerar, da a esta planta nutritiva el nombre sánscrito de shatavari, que podría traducirse como "capaz de satisfacer a cien maridos". Es un tónico clásico para varias indicaciones como aliviar los síntomas premenstruales, aumentar la producción de leche en las madres lactantes y facilitar la transición durante la menopausia. Los estudios científicos que se han hecho hasta la fecha con el shatavari han sido limitados y se han concentrado principalmente en su función tradicional de aliviar los malestares de estómago y mejorar la lactancia. Considerando su larga historia de acción favorable sobre la fisiología femenina, el shatavari merece ser objeto de mayor exploración científica.

Aunque se recomienda generalmente para la mujer, el shatavari también se considera un tónico valioso para los hombres. Lo mismo que la ashwagandha, generalmente se toma en leche caliente endulzada con miel o azúcar moreno. La combinación de shatavari con ashwagandha (sendas cucharaditas) en una taza de leche caliente con una pizca de azafrán y un poco de miel o azúcar moreno es un tónico excelente tanto para hombres como para mujeres y se ha utilizado tradicionalmente para reponer el ojas.

Amalaki (Emblica officinalis)

Este pequeño fruto es una de las fuentes naturales más abundantes en antioxidantes. Onza por onza, el jugo de amalaki contiene veinte veces más vitamina C que el jugo de naranja. El amalaki es considerado el tónico general ayurvédico más potente, benéfico tanto para los hombres como para las mujeres. En occidente se consigue principalmente en forma de jalea de hierbas, en la que se combina el amalaki con otra serie de hierbas y especias tonificantes.

Según la mitología relativa a esta sustancia rejuvenecedora milenaria, el viejo sabio Chavan recibió de un rey la petición de que se casara con su hija. A Chavan le preocupaba no poder satisfacer las necesidades de su joven novia, pero en la meditación recibió el conocimiento de la fórmula a base de amalaki junto con otras hierbas que le devolvería la vitalidad de su juventud. A ésta se la llamó posteriormente Chavanprash o jalea de Chavan.

La investigación científica sobre el amalaki ha demostrado que esta hierba posee propiedades benéficas para la salud, como desintoxicar el cuerpo de los agentes carcinogénicos, proteger el ADN, reducir los niveles de colesterol y aliviar la acidez estomacal. Las jaleas a base de amalaki cada vez se consiguen con mayor facilidad en occidente. Recomendamos una o dos cucharaditas todos los días como tónico para mejorar el ojas.

Cuando devolvemos la experiencia sexual al ámbito de lo sagrado, nuestro mundo se torna divino, santo y sano.

El alma del amor

El amor sirve al alma. A través del amor aprendemos nuestras lecciones sobre la vida y despertamos nuestro recuerdo de la unidad. Nuestra alma es el tejido de nuestros recuerdos y deseos y sirve de armazón para todas nuestras aspiraciones, decisiones y experiencias en la vida. Podemos decir que el alma es la confluencia de los contextos y el significado. El contexto es una serie de relaciones y el significado es la forma como interpretamos esas relaciones. Nuestra vidas es un río de relaciones y significado.

Cada uno de nosotros reproduce continuamente uno de los temas perennes del amor: confianza y traición, amor no correspondido y lujuria prohibida, amor incondicional y necesidad calculada. Desde Adán y Eva hasta Judas y Jesús, las historias más poderosas que pasan de generación en generación y viven en las culturas son historias de amor. El amor es la fuerza primaria de la tierra y más allá de todas las razones tácitas y manifiestas, detrás de cada acto, está el amor. Esforzarse por obtener buenas notas en la escuela, hacer bien un trabajo, crear una gran obra de arte, componer una sinfonía maravillosa, escribir una novela excepcional, ganar el premio Nobel son historias que, vistas desde su fondo, son historias de amor disfrazadas. En realidad, la única razón por la cual hacemos algo es por amor, aunque hagamos hasta lo imposible por ocultar nuestras verdaderas motivaciones.

Nuestro análisis del amor lleva a una conclusión sencilla: genere más amor en su vida para beneficio de su bienestar físico, emocional y espiritual. Cuando despierte cada mañana, pregúntese, "¿Cómo podré crear más amor hoy? ¿Cómo podré expresar más amor hoy? ¿Cómo podré ser más receptivo(a) al amor hoy?" Asegúrese de que en cada interacción haya un intercambio de amor. Ya sea al hablar con el jardinero, al pagar por los víveres, al dialogar con los hijos o al estar en la intimidad con su ser amado, proyéctese desde un diálogo interior de amor. Cuando el amor se convierte en la parte más importante de la vida, la mente y el cuerpo vibran con la eternidad.

Todos los días, en todas las formas, aumento
mi capacidad mental y física.
Mi biostato está graduado en una edad sana de _____ años.
Me veo y me siento de una edad sana de _____ años.

Revierto mi edad biológica:

- *Modificando la percepción que tengo de mi cuerpo, su envejecimiento y el tiempo;*

- *por medio de dos formas de descanso profundo: reposo consciente y sueño reparador;*

- *nutriendo mi cuerpo por medio de una alimentación sana;*

- *utilizando sabiamente los complementos nutricionales;*

- *mejorando la integración entre mi mente y mi cuerpo;*

- *por medio del ejercicio;*

- *eliminando las toxinas de mi vida;*
- *cultivando la flexibilidad y la creatividad en la conciencia; y*
- *a través del amor.*

11

Revierta su edad biológica manteniendo la mente joven

DÉCIMO PASO PARA TODOS LOS DÍAS

Revierto mi edad biológica manteniendo la mente joven.

La forma de ponerlo en práctica es:

1. *Enriqueciendo mi experiencia sensorial interna y externamente.*
2. *Dedicando mi vida al aprendizaje permanente y al crecimiento personal.*
3. *Disfrutando del juego, la despreocupación y la risa.*

El cuerpo es un campo de moléculas.
La mente es el terreno de las ideas.
A donde quiera que vaya un pensamiento
también va una molécula.
Los pensamientos juveniles y frescos crean
moléculas juveniles y frescas.
La edad psicológica influye sobre la edad biológica.

El décimo paso para rejuvenecer y vivir más tiempo consiste en mantener la mente joven. La mente, a diferencia del cuerpo, no es una cosa. El cuerpo es un campo de moléculas. Se puede palpar; es sólido. Aunque cambia y se transforma constantemente, parece un objeto estático, una especie de escultura. Podemos examinar el cuerpo y medir sus marcadores biológicos de una forma bastante precisa y objetiva. En el capítulo 1 nos referimos a esos marcadores biológicos.

Por otra parte, la mente no es un campo de moléculas; es un terreno de ideas. Las ideas no se pueden poner en un tubo de ensayo ni observar a través del microscopio. No se pueden examinar de la forma objetiva tradicional. Las ideas solamente se pueden experimentar de manera subjetiva. Según el Ayurveda, el cuerpo es un campo de información y energía que experimentamos objetivamente, mientras que la mente es ese mismo campo de información y energía pero que experimentamos subjetivamente. Hay una correlación entre la subjetividad y la objetividad. A donde quiera que vaya un pensamiento también va una molécula.

Las tradiciones espirituales dicen que el verbo se hizo carne. En realidad, el verbo y la carne son la misma cosa, lo mismo que, según la física, las partículas y las ondas son la misma cosa. El cuerpo es una colección de partículas. La mente es una colección de ondas. Son la misma cosa experimentada de manera diferente, dependiendo del método de observación, bien sea objetivo o subjetivo.

Muchos estudios han confirmado que la edad biológica se correlaciona mejor con la edad psicológica que la edad cronológica. Si usted tiene el corazón joven, lo más probable es que sus marcadores biológicos reflejen, literalmente, ese corazón joven. Cuando su corazón está siendo atacado por la hostilidad o el desamor, es bastante probable que sufra un ataque cardíaco.

Por consiguiente, es importante comprender los factores que contribuyen a la mente joven, porque lo más probable es que una mente joven se traduzca en un cuerpo joven. Como es obvio, todos los factores que hemos analizado en los capítulos anteriores son muy importantes. Sin embargo, si su mente es vieja, su cuerpo la reflejará, aunque usted ponga en práctica todo lo que hemos sugerido hasta ahora. Una mente joven es una mente que crece constantemente. Como dice el dicho, "Las personas no envejecen; se vuelven viejas cuando dejan de crecer".

Los científicos que estudian el cerebro han descubierto que es un órgano de un dinamismo extraordinario, sujeto permanentemente a un proceso de remodelación. La corteza cerebral, cuyo espesor es inferior a un centímetro y que abarca solamente 889 centímetros cuadrados, contiene más de 20 mil millones de neuronas. Cada una de las células del cerebro tiene más de 10 000 conexiones con las demás células nerviosas del cerebro, conexiones que se transforman constantemente. Los campos eléctrico, magnético y químico de su cerebro están en movimiento permanente, reflejando las experiencias cambiantes de cada momento.

Hasta la anatomía del cerebro se remodela. Las hebras microscópicas a través de las cuales se conectan las neuronas se expanden y contraen. Las células mismas van y vienen. Ya se ha desechado la vieja noción de que los adultos nunca generan neuronas nuevas. Un grupo de investigadores de la Universidad de Princeton descubrió recientemente la evidencia de que todos los días nacen miles de neuronas nuevas en el cerebro.

Nuestras experiencias cambian constantemente. Todas las experiencias ocurren en la mente, que no es estacionaria. El cerebro refleja esta ductilidad. Dedíquese a mantener su mente fresca y joven para así mantener el cerebro y el cuerpo también frescos y jóvenes.

El cuerpo es un campo de información y energía
que experimentamos objetivamente;
la mente es ese mismo campo de información y energía
pero que experimentamos subjetivamente.

Una mente joven

La mente joven es dinámica, vibrante y curiosa. Eso es lo que todos deseamos: una mente alerta y vibrante aunada a una gran vitalidad física. Como resultado de su compromiso con los otros pasos de este programa, usted ha sentado las bases para este estado ideal. Ha modificado sus percepciones y expectativas sobre el envejecimiento. Destina tiempo todos los días a acallar la mente a través de la meditación. Nutre su cuerpo amorosamente con alimentos sanos, complementos nutricionales, técnicas de integración mente/cuerpo y ejercicio balanceado. Está eliminando las toxinas de su cuerpo, de su mente y de su alma. Está cultivando la flexibilidad y la creatividad en la conciencia y está haciendo del amor el aspecto más importante de su vida. Con todos estos componentes fundamentales en funcionamiento, es esencial que mantenga su mente activa y en expansión para poder disfrutar los frutos de las decisiones que ha tomado para reafirmar la vida y la sabiduría que ha acumulado.

Una mente joven tiene muchas cualidades que reflejan vitalidad. Es entusiasta, es espontánea, es fluida y es adaptable. Observe a un niño a sus anchas y verá todas las cualidades de la mente joven en acción. En este momento usted tiene una mente joven dentro de sí. Lo único que debe hacer es permitirle expresarse.

ENTUSIASMO

Una mente joven es entusiasta. La palabra *entusiasmo* viene del griego *entheos* que significa "pleno de divinidad". Una mente llena de la inteligencia creadora del cosmos es una mente joven. Rebosa energía. El universo se renueva a cada instante, y la mente que vibra en consonancia con esa energía ve el mundo con el entusiasmo y el asombro de un niño. Siga el consejo del señor Shiva que nos insta a "salir del río de la memoria y el condicionamiento para ver el mundo como si fuera la primera vez".

Una mente joven es la mente del principiante. Siente entusiasmo ante todo: una mariposa, el arco iris, las estrellas, un conejo con cola de algodón, un libro nuevo, la fragancia de una rosa, una fresa fresca. Manténgase alerta a las escenas maravillosas que ocurren a su alrededor. Preste atención a la danza espectacular de la naturaleza, siempre fresca y nueva. El estado de alerta y vitalidad es la base del entusiasmo. El entusiasmo revierte el envejecimiento.

ESPONTANEIDAD

Una mente joven es espontánea. Es imprevisible. No ha sido condicionada. Una mente joven está abierta a las posibilidades y no se siente cohibida por las normas establecidas. Una mente joven renuncia a la necesidad de definirse en términos limitados. Una mente joven tolera la ambigüedad, lo que da lugar a la espontaneidad. En este momento usted tiene impulsos espontáneos dentro de sí. Cierre los ojos y sienta la exuberancia de la espontaneidad que desea manifestarse. En este mismo momento en que lee estas páginas, haga algo espontáneo. Busque el impulso en su interior y nútralo con su atención. He aquí algunas sugerencias:

- Bese a su cónyuge
- Párese a bailar
- Llame a su madre
- Comience a cantar
- Quítese la ropa
- Lea un poema
- Haga un dibujo

Sea espontáneo(a). Aunque la espontaneidad no es algo que pueda "practicarse", usted sí puede mantenerse alerta para cultivar los impulsos espontáneos que bullen en su interior. La espontaneidad es una cualidad de la mente jóven.

FLUIDEZ Y ADAPTABILIDAD

Una mente joven es fluida y adaptable. No se permite quedar atrapada por los límites que ensombrecen la unidad de todas las cosas. Ve de manera natural que todo en la vida está relacionado y, por tanto, puede fluir con las situaciones y las circunstancias cambiantes sin oponer resistencia. Una mente joven no se estanca en los detalles de las distinciones.

Sea adaptable. No se permita caer en la trampa de ver las cosas desde una perspectiva estrecha y limitada. Practique a ver el todo. Evite dejar que los limites impongan sombras sobre su unidad. Busque la conexión entre todas las cosas de la vida.

SU MENTE CUÁNTICA

En el plano de la realidad cuántica, el universo no está hecho de cosas. Consta de campos oscilatorios de energía. El ámbito cuántico es espontáneo. Es inherentemente imprevisible y se opone a todo intento por definirlo con exactitud. En el ámbito cuántico, todo está relacionado. Cualquier perturbación que se produzca en el campo influye sobre todo lo demás que lo compone.

El ámbito cuántico tiene energía ilimitada, es infinitamente imprevisible y está interconectado de manera ilimitada. Otra forma de decir esto mismo es calificando el ámbito cuántico de entusiasta, espontáneo y fluido. Éstas son las cualidades de la mente cósmica, la cual crea un universo nuevo a cada instante. Éstas son las cualidades de una mente joven que da lugar a un cuerpo nuevo en cada momento.

Intensifique su nivel de conciencia sensorial

Una mente joven está alerta a las sensaciones internas y externas de la vida. Una mente vieja permanece adormecida e indiferente frente a los deleites sensoriales disponibles interna y externamente. Usted puede crear una mente exuberante y joven intensificando su estado de conciencia sensorial. Despierte a la profusión de sensaciones que tiene a su disposición tanto interna como externamente. Enriquezca su imaginación. Una mente joven está en sintonía con el universo multidimensional y multisensorial en el que habitamos.

ALIMENTE SU CUERPO/MENTE A TRAVÉS DE LOS CINCO SENTIDOS

Preste atención a su entorno. Alimente sus sentidos con impulsos placenteros, interesantes e inspiradores. La mente joven se nutre explorando nuevos terrenos. Vea su entorno con ojos nuevos. No dé por hecho su mundo.

- Escuche música bella, interesante, diferente y de distintas partes del mundo. Escuche los sonidos de la naturaleza: el canto de los pájaros, el silbar del viento entre las hojas, el golpe de la lluvia contra el techo, las olas del mar al romperse en la playa.
- Sienta la textura de las cosas. Entierre las manos en la tierra. Acaricie a su mascota. Acaricie a sus seres amados. Sienta una escultura. Pase las manos por la corteza de un árbol.
- Vea su mundo con ojos nuevos. Tome nota de las cosas de las que normalmente no se percata. Vea las distintas tonalidades de verde de la paleta de la naturaleza. Vea cómo se forman y se disuelven las nubes. Vaya a un museo de arte y camine por sus galerías. Observe atentamente los rostros de los seres que lo rodean.
- Pruebe las cosas como si fuera la primera vez. Muerda una manzana ácida. Saboree un pastel de cereza recién horneado. Póngase un clavo de olor en la boca. Saboree a su pareja con un beso apasionado. Beba un vaso de jugo de naranja recién exprimido. Deleite a sus papilas gustativas.

Tome nota de los aromas de su entorno. Absorba las fragancias de su jardín. Sienta el olor de las comidas. Inhale el olor de su ser amado. Salga después de un aguacero y sienta el olor de la tierra húmeda. Note la relación estrecha entre los aromas y sus recuerdos y emociones.

EXPANDA SU IMAGINACIÓN

La energía y la información del mundo se traducen en impulsos sensoriales que se proyectan en la pantalla de su conciencia. Estos impulsos internos se conocen como *tanmatras* en el Ayurveda. Podemos imaginarlos como especies de cuantos mentales o el equivalente subjetivo de las unidades más sutiles de materia del mundo físico. Despertando los tanmatras por medio de la imaginación usted podrá crear una mente joven.

Lea las visualizaciones que aparecen a continuación y después cierre los ojos y traiga a su mente una representación vívida de cada una.

Oído
Imagine el sonido de:

· El toque de las campanas del domingo en la mañana
· Un grillo cantando afuera de su ventana en la noche
· Una banda de guerra tocando durante un partido de fútbol
· El reloj de péndulo dando las seis de la tarde
· El coyote aullándole a la luna

Tacto
Imagine la sensación de:

· Caminar sobre la arena de la playa
· Una ducha caliente
· Tocar el pétalo de una rosa
· Acariciar la mejilla suave de un bebé
· Acariciar unas sábanas de satín

Vista

Imagine que ve:

· Una puesta de sol en el océano Pacífico
· Una bandada de gansos volando
· Cúmulos de nubes en un día cálido de verano
· Una función de ballet infantil
· Un nadador olímpico saltando del trampolín para hacer un clavado

Gusto

Imagine el sabor de:

· Un durazno maduro fresco
· Una cucharada de helado con trocitos de chocolate
· Hacer gárgaras con enjuague de menta
· El picante de un ají jalapeño
· La hoja amarga de una endivia

Olfato

Imagine el olor de:

· El pan en el horno
· Una barra nueva de jabón de sándalo
· Un trozo de canela
· Un limón recién cortado
· La fragancia de una rosa

IMAGINACIÓN MULTISENSORIAL

Usted podrá desarrollar sus sentidos sutiles imaginando experiencias multisensoriales. Comience con los ejercicios descritos a continuación y después fabrique sus propias visualizaciones para ejercitar la imaginación.

Imagine que:

Va caminando por la playa en una isla tropical. Siente

el calor del sol sobre su cuerpo. Oye las olas del mar golpeando contra la playa y el chillido de las gaviotas. Siente el aroma suave a coco de su loción bronceadora.

Imagine que:
Está en un restaurante de finales de los años cincuenta. En la rocola del rincón suena la música de Elvis Presley. Los jóvenes del restaurante llevan camisetas blancas con las mangas remangadas. Usted bebe su primer sorbo de la malteada espumosa de chocolate servida en una copa alta.

Imagine que:
Está tendido(a) en una silla de jardín en una noche cálida de verano. Ve las luces intermitentes de las luciérnagas cuando alza los ojos al cielo oscuro. Los grillos cantan al unísono. La fragancia del jazmín impregna el aire. En el momento en que muerde un durazno, ve cómo una estrella fugaz cruza el firmamento.

Alimente el entusiasmo generado por esa conciencia intensa de los sonidos, las sensaciones, las imágenes, los sabores y los olores de su mundo interior y exterior. Preste atención a los regalos que le presentan sus sentidos.

Aprender y crecer

Una mente joven crece constantemente. Se dedica en todo momento a aprender y expandirse. Una mente joven disfruta con las experiencias nuevas y con los conocimientos adquiridos. La experiencia unida al conocimiento da lugar a la sabiduría.

Comprométase a aprender durante toda su vida. He aquí apenas algunas sugerencias para mantener a su mente en crecimiento permanente:

· Lea: a los clásicos, a Shakespeare, novelas, ciencia ficción, cuentos fantásticos. Ensaye con géneros en los que no ha incursionado antes.

- Lea poesía: a Rumi, Tagore, Hafiz, Blake, Longfellow, Frost, Ginsberg y a los poetas modernos.
- Lea literatura espiritual: la Biblia, el Corán, el Bhagavad Gita, los Upanishad, el Dhammapada
- Tome clases en la universidad
- Aprenda un idioma extranjero
- Tome clases de piano
- Aprenda a bailar
- Tome clases de arte
- Aprenda a cocinar
- Tome clases de redacción
- Vincúlese a un coro
- Tome clases de cerámica
- Aprenda un programa nuevo de computación
- Tome clases para aprender a escribir poesía
- Asista a talleres sobre el amor, el potencial humano, el éxito, la espiritualidad, la salud
- Tome clases de equitación
- Tome clases de fotografía
- Visite lugares nuevos
- Viaje a países extraños
- Vaya a los museos y a las galerías de arte
- Vea películas extranjeras
- Asista a conciertos

Renuncie a las ideas rígidas de lo que es usted y enfrente experiencias nuevas y puntos de vista diferentes. Amplíe su vocabulario. Manténgase al tanto de las tendencias del arte, la ciencia, la tecnología, la medicina, la política, la música y la moda. No tema cuestionar las creencias prevalecientes, incluidas las suyas. Aprenda algo nuevo cada día. A medida que estimula a crecer a su mente, su cerebro seguirá estableciendo conexiones nuevas entre sus miles de millones de células.

La experiencia unida al conocimiento da lugar a la sabiduría.

Alegría, despreocupación y risa

Una mente joven es juguetona y despreocupada. Su risa es fácil, genuina y gozosa. Seguramente recordará momentos de su infancia en los que reía con tanta gana que no podía tenerse en pie. La alegría y la espontaneidad son cualidades del espíritu, que es despreocupado por naturaleza. Puesto que se sabe eterno e ilimitado, el espíritu no renuncia a su magia y entusiasmo a causa de preocupaciones triviales.

El juego y la recreación van de la mano. Literalmente, el juego es una oportunidad para re-*crear*, para crearse usted mismo nuevamente. Cuando usted se abandona al gozo del juego, entra en el momento presente. Suelta el pasado y se olvida del futuro. En medio del juego se pierde la noción del tiempo. El ámbito sin tiempo del juego es el ámbito del espíritu. El espíritu es juguetón por naturaleza.

Por otra parte, el ego es serio. Al ego solamente le interesan el poder, el control y la aprobación. El ego se ofende con facilidad. La persona dominada por el ego, a pesar de la arrogancia o la importancia que pueda proyectar sobre sí misma, solamente vive una experiencia oculta de miedo: miedo a perder el control, miedo a perder poder, miedo a perder aprobación. Este miedo engendra seriedad y la tendencia a ofenderse con facilidad.

Cuando usted pasa su referencia interna del ego al espíritu, deja ir la necesidad de controlar, convencer, retener, seducir y manipular, y sencillamente permite el desenvolvimiento del universo y de la vida. Esto crea un estado natural de serenidad que predispone a la despreocupación y la risa.

La risa es el mejor remedio para el cuerpo y la mente. Los estudios científicos han demostrado que la risa fortalece el sistema inmune, eleva los umbrales del dolor y alivia la depresión. Lo instamos a alegrarse y a abrirse a la maravilla y el placer de vivir una vida humana. Recuerde siempre que no debe permitir que la seriedad terminal consuma la fuerza de vida, y recuérdeles esto mismo a sus amigos y a sus seres queridos.

Sugerencias para encontrar la alegría y la risa

· Pase tiempo con niños
· Visite tiendas de juguetes
· Juegue con animales
· Asista a una obra de improvisación
· Vea películas divertidas
· Vaya a una tienda de bromas
· Alquile los vídeos de los programas de *Cámara escondida*
· Vea las películas de los hermanos Marx
· Vaya a la playa
· Haga un viaje a un centro de esquí
· Vea los episodios de *El Show de Lucy*
· Monte en bicicleta
· Juegue bolos
· Alquile patines en línea
· Asista a un juego de béisbol
· Inicie una guerra de almohadas
· Cuente chistes
· Juegue juegos de mesa
· Hágale cosquillas a alguien
· Rete a alguien a un "serio"
· Organice una fiesta de disfraces
· Vaya al circo
· Baile
· Organice un té
· Vaya a una heladería agradable
· Hornee galletas
· Haga burbujas de jabón
· Juegue golfito

- Practique béisbol
- Observe a la gente en los centros comerciales
- Vaya a un parque de diversiones
- Pinte con acuarelas
- Alquile un velero
- Organice un almuerzo campestre
- Haga listas de cosas divertidas para hacer

El ámbito sin tiempo del juego es el ámbito del espíritu.
El espíritu es juguetón por naturaleza.

Según la ciencia védica, el propósito de la vida es expandir la felicidad. La creación es una obra de teatro divina en la cual todos representamos un papel diferente. En sánscrito se utiliza la palabra *leela* para describirla. Usted puede tomarse su papel muy en serio y perderse la magia de la vida, o reconocer que es un espíritu eterno disfrazado de actor y gozar la *leela*. El hecho de no tomarse la vida muy en serio no equivale a ser irresponsable. En realidad, cuando usted reconoce la obra de teatro cósmica se hace más responsable porque ve en cada pensamiento, palabra y acto las expresiones del dramaturgo divino. Goce de la magia y el misterio encerrados en cada momento.

La risa es síntoma de espiritualidad. La risa es la corriente del amor en su recorrido por el cuerpo. La risa es el néctar de la conciencia del momento presente.

Libérese de las cadenas del condicionamiento.
Atraiga mayor entusiasmo a su vida.
Atraiga más alegría.
Atraiga más despreocupación.
Atraiga más risa.

Uno de nuestros poetas preferidos es Hafiz, el alegre y despreocupado místico del siglo 14, en cuyos poemas, traducidos recientemente por Daniel Ladinsky, celebra gozosamente la vida y nos invita a participar en la danza cósmica.

¿Qué es la risa?
¿Qué son este amor y esta risa preciosos
que bullen en nuestro interior?
¡Son el sonido glorioso
del alma que despierta!

Diviértase y disfrute. Así se mantendrá joven de cuerpo, mente y alma.

Todos los días, en todas las formas, aumento
mi capacidad mental y física.
Mi biostato está graduado en una edad sana de _____ años.
Me veo y me siento de una edad sana de _____ años.

Revierto mi edad biológica:

· *Modificando la percepción que tengo sobre mi cuerpo, su envejecimiento y el tiempo;*

· *por medio de las dos formas de descanso profundo: reposo consciente y sueño reparador;*

· *nutriendo mi cuerpo por medio de una alimentación sana;*

· *utilizando sabiamente los complementos nutricionales;*

· *mejorando la integración entre mi mente y mi cuerpo;*

· *por medio del ejercicio;*

· *eliminando las toxinas de mi vida;*

· *cultivando la flexibilidad y la creatividad en la conciencia;*

· *a través del amor; y*

· *manteniendo la mente joven.*

Epílogo

En *Lost Horizon*, la obra clásica de James Hilton publicada en 1933, el personaje central, Hugh Conway, se encuentra súbitamente en un paraje remoto del Tibet llamado Shangri-La. No tarda en descubrir que los habitantes del sitio se rigen por unas reglas distintas a las suyas puesto que la enfermedad, el envejecimiento y la muerte son fenómenos raros allí. Por ejemplo, el gran lama del monasterio le informa a Conway que ha vivido más de doscientos cincuenta años gracias a una serie de prácticas secretas contra el envejecimiento.

Al poco tiempo de estar allí, Conway se siente atraído por Lo-Tsen, una encantadora jovencita china de diecinueve años que interpreta música todas las noches para los monjes residentes. Con el tiempo descubre que la joven anhela escapar de Shangri-La. A pesar de su vida tranquila en el paraíso, sueña con la experiencia de los contrastes que le es negada en Shangri-La, donde no existen el sufrimiento, el envejecimiento ni la muerte.

Conway, su socio y Lo-Tsen abandonan Shangri-La y emprenden un viaje lleno de tribulaciones de regreso a la civilización. No nos enteramos de su suerte sino hasta el epílogo, cuando nos revelan que Conway ha sido llevado a un hospital de misioneros en China por una anciana frágil que sucumbe inmediatamente a una enfermedad febril. Abandonar Shangri-La ha puesto en evidencia la verdadera edad de la mujer, de más de cien años. Nos toca a los lectores imaginar el destino final de Hugh Conway.

Desde que existimos como humanidad, todos hemos soñado con paraísos como Shangri-La. Los imaginamos como sitios exóticos asentados en medio de valles verdes, paisajes hermosos y bañados por el aire puro de las montañas. Pero Shangri-La no es un sitio. Es un estado de conciencia en el cual se vive en una realidad sin tiempo, donde todas las cosas materiales se experimentan como transformaciones infinitas de energía e inteligencia, donde no existen ni el sufrimiento, ni el envejecimiento, ni la entropía y ni siquiera la muerte.

Si bien ese lugar al parecer colmaría nuestros deseos, la historia de Shangri-La nos recuerda que los seres humanos necesitamos contraste, significado y propósito, para sentir que vale la pena vivir. Osho cuenta la historia de un hombre que sueña que tan pronto llega al plano celestial, un sirviente le informa que todo lo que desee se manifestará instantáneamente. El hombre pide una comida y el sirviente crea un banquete suntuoso para él. El hombre pide entretenimiento y el sirviente conjura inmediatamente un grupo de actores y músicos para divertirlo. Expresa sus anhelos de sensualidad e instantáneamente aparecen unas mujeres bellas para satisfacer sus fantasías sexuales. Aunque al principio está encantado con la experiencia, al cabo de unos pocos días se aburre y le pregunta al asistente si hay algo en lo que pueda trabajar. El sirviente le informa cortésmente que puede brindarle todo lo que desee menos actividades con propósito. El hombre le responde, "No puedo pasarme todo el tiempo sin hacer algo útil. ¡Preferiría estar en el infierno!", a lo cual el sirviente le responde, "¿Y acaso dónde creía encontrarse?"

Según el Ayurveda, la duración de la vida humana depende de nuestra conciencia colectiva. En la mitología védica, la conciencia humana pasa por cuatro ciclos, conocidos con el nombre sánscrito de *yugas*. En cada yuga cambia la duración de la vida de los seres humanos. En el primer ciclo, conocido como *sat yuga*, el 75 por ciento de las personas vive una vida iluminada y, por consiguiente, la mayor parte de la humanidad vive mucho tiempo. Si hemos de creer lo que dice el Antiguo Testamento, las personas pueden vivir hasta mil años en *sat yuga*, como lo vemos con Matusalén.

El segundo yuga se denomina *dwarpa yuga*. En esta era, cerca del 50 por ciento de las personas están en un estado elevado de conciencia. En dwarpa yuga, el promedio de vida es, supuestamente, de 500 años. El tercer ciclo de tiempo se denomina *treta yuga* y en él el 25 por ciento de las personas están en estados elevados de conciencia y la duración promedio de la vida humana es de 250 años.

Por último llegamos al cuarto ciclo, conocido como *kala yuga*, en el cual solamente un puñado de personas experimentan estados elevados de conciencia. Según el Ayurveda, es la era en la cual nos encontramos. Pero incluso en kala yuga, se supone que la duración promedio de la vida es de cien años, de modo que la mayoría de los seres humanos ni siquiera están alcanzando su potencial pleno en kala yuga. A esta etapa se la conoce también como la era de la oscuridad, porque la gente experimenta solamente una pequeñísima fracción de su amplio potencial mental y físico.

Los críticos pueden desechar estas teorías por considerarlas parte de la mitología, pero como dijo alguna vez Joseph Campbell, distinguido estudioso de la mitología, "La mitología contiene más verdades que la historia". La mitología expresa las aspiraciones, los anhelos y las ambiciones más grandes de la imaginación colectiva. Es posible que se acerque la hora en que podamos cumplir esas aspiraciones. La teoría de la conciencia colectiva dice que si solamente un 1 por ciento de las personas experimentasen estados elevados de la conciencia, la sociedad se manifestaría de una manera completamente diferente. Todo cambiaría: la tasa de delitos se desplomaría, las hospitalizaciones disminuirían y las personas vivirían más saludables durante más tiempo.

Después de miles de millones de años de evolución, la vida comienza a divulgar sus secretos más profundos. La inteligencia biológica transportada en el código genético ha creado a un ser humano que hoy es capaz de explorar sus propios orígenes. La ciencia moderna, al descifrar el genoma humano, comienza a develar el alfabeto de la vida. Todos esperamos que con esta nueva tecnología podamos comprender mejor la enfermedad y el envejecimiento e intervenir en ellos. La tecnología en sí es neutra, es decir que no es ni buena ni mala. La forma como utilizamos la tecnología es reflejo de nuestra conciencia colectiva.

A medida que evolucione la ciencia de la genética podremos prolongar notablemente la vida y garantizar que un mayor número de personas puedan vivir para realizar su potencial pleno. Es crucial elevar nuestro estado de conciencia a fin de poder elegir colectivamente los caminos más evolutivos para las personas, la especie humana y la ecología global. Jonas Salk, biólogo sobresaliente que desarrollara la primera vacuna contra la polio, expresó la idea brillante de que, a fin de sobrevivir como especie, debemos pasar del concepto darwiniano de la "supervivencia del más apto" a un paradigma nuevo basado en la "supervivencia del más sabio". Los principios y las prácticas ofrecidos en este libro tienen por objeto contribuir a ese propósito elevado.

El ciclo de la vida es de transformación continua. La adaptación engendra estabilidad, la cual con el tiempo genera estancamiento, entropía, desintegración, disolución e incubación (percibida comúnmente como la muerte). Cuando llega el momento propicio, la incubación da paso a un salto cuántico de creatividad, experimentado como renacimiento, resurrección y renovación. Sin este ciclo interminable estaríamos condenados a la senilidad eterna.

Nuestras creencias, expectativas y decisiones colectivas han sido de tal naturaleza que han hecho que las fuerzas del deterioro y la entropía dominen nuestra experiencia de la vida. Es hora de volver nuestra atención hacia las fuerzas creadoras residentes en nuestro interior. Si bien el ciclo continuará, creemos que a medida que transcurran estos próximos decenios, veremos el amanecer de una nueva era en la cual el envejecimiento humano tendrá una expresión completamente diferente. Como este libro le ha enseñado, es posible tener mayor vitalidad, creatividad y capacidad mental y física con el paso de los años. Muchos han lamentado que la juventud se desperdicie en los jóvenes, pero ahora tenemos la oportunidad de experimentar la combinación exquisita de la sabiduría de la madurez con la juventud biológica. A través de nuestras interpretaciones y decisiones podemos mejorar tanto la calidad como la cantidad de la vida humana, agregando años a la vida y vida a los años. Ésta debe ser nuestra intención, tanto para nosotros mismos como para el mundo entero.

Tenemos acceso a Shangri-La en nuestra propia conciencia. La física moderna nos enseña que la matemática cuántica predice la coexistencia de realidades paralelas. En el mundo cuántico no hay objetos fijos, solamente superposiciones de probabilidad: campos oscilatorios de posibilidad. Shangri-La es una de esas posibilidades: una proyección de la conciencia más allá de los límites del tiempo y el espacio. El mundo de la enfermedad, el deterioro, la entropía y la muerte prematura es otra proyección de la conciencia, la cual predomina en la actualidad. Cuando la realidad cambia, tanto el observador como lo observado cambian. El observador en una realidad es muy diferente del observador en otra; si el observador no cambia, tampoco lo observado cambia.

Aquí lo observado es el cuerpo, mientras que el observador es su estado de conciencia. Aunque es útil concentrarse en el cuerpo a través de la dieta, el ejercicio y las hierbas, el cambio real debe producirse en la conciencia. Cuando usted, el observador, cambie, su cuerpo también cambiará y su forma de interpretar su vida se transformará. Una consecuencia de esta transformación es poder reconocer que envejecer es una decisión por la cual optamos.

Según el Ayurveda, los seres humanos somos un compendio entretejido del ambiente, el cuerpo, la mente y el espíritu. El ambiente es el de más corta permanencia, puesto que cambia a cada instante. El cuerpo permanece un poco más tiempo, puesto que se necesita cerca de un año para reemplazar casi la totalidad de los átomos y las moléculas que lo comprenden. La mente, que consta del intelecto y el ego, tiene una permanencia todavía mayor. Sus aspiraciones, creencias, sueños, recuerdos y deseos pueden durar toda una existencia. Su alma es eterna y no está sujeta a la entropía ni al deterioro que rigen el nivel del ambiente, el cuerpo y la mente. Viva su vida desde el plano del alma para ser eterno(a).

Esta conciencia no eliminará el hecho esencial de su mortalidad física. El alma necesita la oportunidad de evolucionar y dar saltos cuánticos de creatividad. Vivir por siempre en un mismo cuerpo sería como quedarse atado a un solo automóvil durante toda la eternidad. En algún punto, lo viejo debe dar paso a lo nuevo. El ciclo debe continuar, tal como lo expresó maravillosamente Lord Tennyson en uno de sus poemas:

El viejo orden cambia dando paso al nuevo;
y Dios se realiza de muchas maneras,
no sea que una buena costumbre acabe por corromper al mundo.

Le hemos brindado las herramientas para ser co-creador con Dios y asumir las riendas de las fuerzas evolutivas de la imaginación, la inspiración, la innovación y la creatividad. Estas herramientas encierran un poder inmenso. Esperamos que las utilice sabiamente y muestre con su ejemplo el camino para crear un mundo de alegría, sabiduría y vitalidad.

Recetas para rejuvenecer y vivir más tiempo

A continuación encontrará siete menús vegetarianos representativos de diversas cocinas regionales. (Todas las recetas son para cuatro personas.)

COCINA TAILANDESA

Caldo con coco, queso de soya y verduras

Curry tailandés amarillo con zanahoria y verduras

Cohombro fresco con albahaca y hierbabuena

Arroz basmati con mango

Guisado de banano con coco

CALDO CON COCO, QUESO DE SOYA Y VERDURAS

1   cucharadita de ghee (mantequilla clarificada)
1   taza ($^1/_4$ de bloque) de queso de soya fresco, bajo en grasa, cortado en cuadritos
2-3   cucharadas de aminoácido líquido Braggs o salsa Tamari
$^1/_4$ de taza de puerro picado
1   cucharadita de raíz de jengibre fresco rallado
$^1/_2$ cucharadita del condimento de cinco especias chinas
2   tazas de caldo de verduras

$^1/_2$ taza de zanahorias cortadas en tajadas delgadas
$^1/_2$ taza de brócoli cortado en flores pequeñas
2-3   cucharaditas de miso suave
$^3/_4$ de taza de leche de coco baja en grasa
1   taza bien llena de hojas de espinaca (las hojas tiernas son las mejores)
3   cebollas verdes picadas

Caliente el ghee en una olla sopera y agregue los cuadritos de queso de soya. Dórelos ligeramente y agregue 1 ó 2 cucharaditas de salsa Braggs o Tamari. Saque el queso de soya de la olla y póngalo a un lado. Lleve la olla al fuego nuevamente y agregue los puerros y el jengibre y saltéelos durante 2 minutos. Agregue el condimento de cinco especias chinas. Añada el caldo de vegetales y déjelo hervir. Agregue la zanahoria tajada y déjela hervir durante 2 ó 3 minutos. Añada el brócoli y déjelo hervir durante otros 2 minutos. Baje el fuego. Con un batidor de alambre o un tenedor, revuelva suavemente mientras agrega el miso, la otra cucharadita de Braggs y la leche de coco. Verifique el sabor y agregue más miso si es necesario. Reparta las hojas tiernas de espinaca y el queso de soya en cuatro platos y vierta el caldo encima con un cucharón. Adorne el plato con la cebolla verde picada.

CURRY TAILANDÉS AMARILLO

Prepare la pasta de curry de antemano y guárdela durante cerca de un mes en un recipiente de vidrio herméticamente cerrado. El secreto de la pasta de curry está en tostar las especias en seco.

4   tallos de limonaria fresca
2   cucharadas de comino entero
2   cucharadas de semillas de cilantro
1   cucharadita de hojuelas de ají rojo
1   cucharadita de cúrcuma en polvo

1   cucharadita de canela
1   cucharadita de cardamomo
$^1/_2$ cucharadita de asafétida
$^1/_2$ taza de puerro o cebolla finamente picada
3   cucharaditas de jengibre fresco finamente picado
1   cucharada de aminoácido líquido Braggs o salsa Tamari
1   cucharadita de miso suave

Comience por limpiar los tallos de limonaria. Retire las hojas, dejando unos 7 centímetros del tallo. Separe los extremos de la raíz y retire la parte dura externa. El interior de la raíz debe ser liso y plano. Con un cuchillo afilado, corte de través hasta obtener tiras muy delgadas. Después pique para formar una mezcla fina. Este proceso le llevará unos cuantos minutos, pero valdrá la pena el esfuerzo. Ponga la limonaria en un tazón pequeño.

En una sartén caliente, tueste a fuego lento el comino junto con las semillas de cilantro hasta que estén doradas y hayan liberado su aroma. Asegúrese de moverlas todo el tiempo para que no se quemen. Añada las hojuelas de ají rojo y continúe tostando durante un minuto más. Coloque las hojuelas de ají, el comino y las semillas de cilantro en el mortero o en el molino para especias. Triture o muela hasta obtener un polvo fino. Ponga la mezcla en un tazón pequeño y téngala a mano. Ponga las especias secas en la sartén caliente y tuéstelas durante 1 ó 2 minutos o hasta que estén ligeramente doradas. Asegúrese de moverlas todo el tiempo para que no se quemen. Mézclelas con las semillas del tazón.

En una sartén caliente, saltee los puerros y el jengibre durante 3 minutos. Añada la salsa Braggs o Tamari cuando la mezcla comience a secarse. Añada la limonaria y continúe salteando durante 1 ó 2 minutos solamente. Añada el puerro con el jengibre a las especias tostadas del tazón. Mezcle muy bien. Con una cuchara pequeña incorpore el miso en la mezcla. Continúe mezclando. Mientras más mezcle más se incorporará la pasta. Haga presión con la cuchara para incorporar los puerros y las especias. Añada $^1/_2$ cucharadita más de miso si es necesario. Si la pasta está muy seca y no se compacta bien, añada 1 cucharada de caldo de verduras. Cuando la mezcla tenga la consistencia de una pasta suave, póngala en un frasco de vidrio y guárdela en la nevera. *Nota:* Puede hacer la pasta en un miniprocesador de alimentos.

CURRY TAILANDÉS AMARILLO CON ZANAHORIA Y VERDURAS

Prepare la receta del curry tailandés amarillo. Prepare una tanda y consérvela en un frasco de vidrio herméticamente cerrado.

1	cucharadita de ghee
1	cucharadita de aceite de ajonjolí
1	taza de puerro finamente picado
2	tazas de zanahorias enteras, tajadas en diagonal
2	cucharadas de caldo de verduras
4	cucharadas de pasta de curry tailandés amarillo
4	tazas de bok choy tajado en tiras de 1 centímetro
4	tazas de col china finamente cortada
1	cucharada de semillas de ajonjolí tostadas
$^1/_2$	taza de cilantro fresco picado
1	cucharada de hojuelas de coco tostadas
	el jugo de dos limones

Caliente el ghee y el aceite de ajonjolí en una sartén grande. Agregue el puerro y saltee durante dos minutos. Añada la zanahoria y el caldo de verduras y cocine a fuego lento durante otros 2 minutos. Añada la pasta de curry tailandés amarillo y cocine durante 2 minutos. Agregue el bok choy y la col china. Mezcle las verduras con el curry hasta que se hayan puesto transparentes. Aderece con las semillas de ajonjolí tostadas, el cilantro picado y el coco; rocíe con el jugo de limón.

COHOMBRO FRESCO CON ALBAHACA Y HIERBABUENA

3   cohombros pelados, sin semilla, cortados en tajadas muy delgadas

$1/_4$ de taza apretada de albahaca fresca, cortada en tiras muy finas

$1/_4$ de taza apretada de hierbabuena fresca, cortada en tiras muy finas

2   cucharadas de cilantro fresco picado

$1/_2$ cucharadita de semillas de cilantro

2   cucharadas de vinagre de arroz

1   cucharadita de semillas de ajonjolí

1   cucharadita de aminoácido líquido Braggs o salsa Tamari *o* $1/_2$ cucharadita de sal

Mezcle todos los ingredientes y déjelos reposar durante una hora antes de servir. Revuelva varias veces durante ese tiempo para distribuir el sabor. Sirva como condimento o como porción de ensalada.

ARROZ BASMATI CON MANGO

2   tazas de arroz basmati orgánico lavado y seco

$3^3/_4$ tazas de agua o caldo de verduras

1   astilla de canela

$1/_2$ taza de leche de coco

1   taza de mango maduro fresco, cortado en cubitos (si utiliza mango congelado, descongelar antes)

$1/_2$ cucharadita de comino

$1/_2$ cucharadita de cardamomo

En una olla de 1 litro ponga a hervir el arroz, la astilla de canela y el caldo de verduras o el agua. Tape muy bien la olla y baje el fuego. Cocine el arroz a fuego muy lento durante 20 minutos. No retire la tapa. Retire la olla del fuego a los 20 minutos. Revuelva el arroz con un tenedor y agregue la leche de coco, los cubos de mango y las especias. Revuelva con un tenedor hasta incorporar todo. Retire la astilla de canela antes de servir. Mantenga el arroz tapado hasta el momento de servir.

GUISADO DE BANANO CON COCO

1   cucharadita de ghee
4   bananos pelados y tajados
$^1/_2$ cucharadita de clavo de olor
$^1/_4$ de taza de jugo de manzana
2   cucharadas de miel de arce
$^1/_2$ taza de leche de coco baja en grasa

Caliente la mantequilla en una sartén, agregue los bananos tajados y cocine a fuego lento durante 2 ó 3 minutos. Añada los clavos y el jugo de manzana. Saltee durante 1 ó 2 minutos. Añada la miel de arce y la leche de coco. El líquido apenas debe cubrir los bananos. Añada más jugo de manzana para cubrir, si es necesario. Cocine a fuego lento durante 10 minutos. Sirva en platos de postre individuales. Si desea, adorne con almendras tostadas y hojuelas de coco.

COCINA CHINA

Sopa ácida y picante de verduras

Festín de Buda

Queso de soya marinado con ajonjolí

Arroz hervido sencillo

Galletas de almendra

SOPA ÁCIDA Y PICANTE DE VERDURAS

1	taza ($^1/_4$ de libra) de queso de soya fresco, bajo en grasa, firme o extra firme, cortado en tajadas delgadas
3	cucharadas de aminoácido líquido Braggs o salsa Tamari
1	cucharadita de ghee
1	cucharadita de aceite de ajonjolí
$^1/_2$	cucharadita de hojuelas de ají rojo
1	taza de berenjena pelada y cortada en julianas
1	taza de zanahoria cortada en tajadas delgadas
4	tazas de caldo de verduras
2	cucharadas de vinagre de cidra de manzana
1	cucharada de arrurruz en polvo
$^1/_4$	de taza de agua fría
2	cucharadas de cebolla verde picada
1	taza de raíces chinas

Ponga el queso de soya en un tazón con 1 cucharadita de Braggs. Revuelva con un tenedor y póngalo aparte. En una olla sopera, caliente el ghee con el aceite de ajonjolí. Añada las hojuelas de ají. Agregue la berenjena y la zanahoria y saltee durante 3 ó 4 minutos, o hasta que la zanahoria esté casi blanda. Añada el caldo de verduras y cocine hasta que hierva. Agregue el queso de soya, el vinagre y 2 cucharaditas de Braggs. Cocine a fuego lento durante 5 minutos. Aparte, disuelva el arrurruz en el agua fría y revuelva con un tenedor. Añada la mezcla a la sopa, revolviendo constantemente. La sopa comenzará a espesar en un minuto. Apague el fuego. Sirva la sopa en tazones y adorne con la cebolla verde y las raíces chinas.

FESTÍN DE BUDA

Salsa básica para saltear comida china

Rinde 2 tazas

3   dientes de ajo (opcional) exprimidos *o* 1 cucharadita de polvo de ajo

1   cucharadita de jengibre fresco rallado o en polvo

$^1/_2$ cucharadita de hojuelas de ají rojo

1   cucharada de aceite de ajonjolí

$1^1/_2$ tazas de caldo de verduras

4   cucharadas de aminoácido líquido Braggs o salsa Tamari

3   cucharadas de vinagre de arroz

1   cucharada de jugo de limón

1   cucharada de miel de arce

1   cucharadita de mostaza seca

2   cucharadas de arrurruz disueltas en 2 cucharadas de agua

En una olla pequeña saltee ligeramente el ajo, el jengibre y las hojuelas de ají con el aceite de ajonjolí. Añada los demás ingredientes, salvo el arrurruz, y espere hasta que hiervan. Baje la llama y vierta el arrurruz disuelto. Cocine a fuego lento, sin dejar de revolver, hasta que la mezcla haya espesado.

Las verduras predilectas de Buda

Necesitará aproximadamente 2 tazas de verduras mixtas por persona, 8 tazas para un total de 4 porciones. Escoja las verduras

que desee para sofreír. El orden corresponde al orden
en el cual se deben cocinar.

1	cucharadita de ghee
1	cucharadita de aceite de ajonjolí
2	tazas de zanahorias cortadas delgadas en diagonal
2	tazas de coliflor picada en trozos pequeños
2	tazas de brócoli picado en flores pequeñas (pele también el tallo y córtelo en tajadas)
2	tazas de apio cortado en diagonal
2	tazas de espárragos cortados en trozos de 5 cm
2	tazas de bok choy tajado en diagonal
2	tazas de repollo blanco o col china cortado en tiras
1	taza de pimiento rojo o verde, cortado delgado
1	taza de habichuelas enteras
2	tazas de raíces chinas
2	tazas de espinaca cortada en tiras finas
1	taza de guisantes enteros

Caliente, para sofreír, 1 cucharadita de aceite de ajonjolí y 1 cucharadita de ghee. Reduzca la cantidad si está cocinando para una o dos personas. Sofría hasta que las zanahorias estén blandas, agregando las verduras una por una conforme al orden. Vierta la salsa sobre las verduras después de que estén listas. Sirva sobre arroz o sobre fideos. Aderece con semillas de ajonjolí y cebolla verde.

QUESO DE SOYA MARINADO CON AJONJOLÍ

12	onzas de queso de soya fresco, bajo en grasa, firme o extra firme, cortado en cubos o en tajadas
$^1/_4$	de taza de semillas de ajonjolí tostadas

MARINADA

$^1/_2$ taza de vinagre de arroz
$^1/_2$ taza de aminoácido líquido Braggs o salsa Tamari
2   cucharadas de miel de arce
2   cucharadas de jugo de limón
1   cucharadita de comino molido
1   cucharadita de jengibre molido
1   cucharadita de aceite de ajonjolí

Mezcle los ingredientes de la marinada. Corte el queso de soya de la manera preferida y déjelo marinar durante 6 horas o de un día para otro. Retire el queso de soya de la marinada. Ponga las semillas de ajonjolí en un tazón pequeño y hunda en ellas cada pedazo de queso de soya. Coloque el queso de soya en una bandeja de horno engrasada con aceite. Hornee durante 20 ó 30 minutos hasta que dore. Añádalo a las verduras sofritas o utilícelo en cualquier otro plato que requiera cubos de queso de soya.

ARROZ HERVIDO SENCILLO

1   taza de arroz basmati
2   tazas de agua o caldo de verduras

Ponga a hervir el arroz y el agua. Baje la llama al mínimo y cocine durante 15 ó 20 minutos. Revuelva con un tenedor y sirva con las verduras sofritas.

GALLETAS DE ALMENDRA

1   taza de almendras (puede utilizar cualquier tipo de nuez)
1   taza de avena orgánica en hojuelas grandes

Ponga las almendras en el procesador de alimentos y pulse durante 1 minuto. Agregue la avena y continúe pulsando hasta obtener una pasta gruesa. Ponga la mezcla en un recipiente.

1	taza de harina integral de trigo para panadería, o harina de arroz
$^1/_2$	cucharadita de canela o nuez moscada
$^1/_2$	cucharadita de sal
$^1/_2$	taza de miel de arce
$^1/_4$	de taza de aceite de canola o ghee
$^1/_4$	de taza de puré de mango o compota de manzana o puré de banano
12-15	almendras enteras

Añada a la mezcla de almendras y avena la harina, la canela y la sal. Mezcle con un batidor de alambre. En otro recipiente, combine la miel de arce, el aceite y el mango (o puré de fruta) y mezcle con el batidor de alambre. Mezcle los ingredientes secos y húmedos con la mano (póngase bolsas plásticas). Amase hasta obtener una consistencia suave. Con una cuchara, vierta la mezcla sobre la bandeja engrasada. Hunda suavemente cada galleta con el pulgar y ponga una almendra entera en el centro. Hornee a 350 grados durante 20-25 minutos o hasta que doren.

COCINA ITALIANA

Sopa de verduras y fríjoles blancos

Lasagna de berenjena y espinaca con pesto

Salsa de tomates asados

Cocido de garbanzos y habichuelas

Zanahorias asadas con romero fresco

Sorbete de queso de soya y frambuesas

SOPA DE VERDURAS Y FRÍJOLES BLANCOS

1   taza de fríjoles blancos remojados desde la noche anterior (botar el agua y enjuagar antes de cocinar)

Ponga los fríjoles en una olla sopera. Llene la olla con agua hasta 5 centímetros por encima de los fríjoles. Ponga a hervir y deje cocinar hasta que los fríjoles hayan ablandado pero no demasiado. Añada cuanta agua sea necesaria para continuar hirviendo a fuego alto. Cuele los fríjoles y déjelos a un lado. Bote el líquido.

1   cucharadita de ghee o de aceite de oliva
1   taza de puerros picados

Saltee durante 2 minutos y después agregue, en su orden:

1   taza de apio
$^1/_2$ cucharadita de pimienta negra
1   cucharadita de albahaca
1   cucharadita de mejorana
1   cucharadita de eneldo
1   cucharadita de orégano
1   cucharada de aminoácido líquido Braggs
1   taza de zanahoria cortada en tajadas de $^1/_2$ centímetro
1   taza de coliflor en flores pequeñas

Saltee todo durante 5 minutos, mezclando con frecuencia. Después añada:

1 taza de calabacín
2 tazas de fríjoles blancos cocidos
5-6 tazas de caldo de verduras (suficiente para cubrir dos centímetros por encima)
2 hojas de laurel

Cocine a fuego lento unos 20 minutos, hasta que las verduras estén blandas.

1 taza apretada de hojas verdes mixtas o de espinaca
2 cucharadas de pasta de tomate orgánico
1 cucharada de albahaca fresca cortada en tiras delgadas
1 cucharada de perejil fresco picado

Agregue las hojas verdes mixtas, la pasta de tomate y las hierbas frescas hacia el final. Revuelva hasta que la pasta comience a espesar. Sirva en platos soperos grandes.

LASAGNA DE BERENJENA Y ESPINACA CON PESTO

Pesto

2 tazas apretadas de hojas de albahaca fresca
1 taza de brócoli picado grueso y salteado ligeramente en 1 cucharadita de aceite de oliva
$^1/_2$ taza de piñones (tostados en seco hasta dorar)
2 cucharadas de jugo de limón
3 cucharadas de aceite de oliva
$^1/_2$ cucharadita de aminoácido líquido Braggs o sal

Ponga la albahaca y el brócoli salteado en el procesador de alimentos y pulse durante 1 minuto. Añada los piñones, el jugo de limón, el aceite y el Braggs. Pulse hasta lograr un puré de consistencia suave.

Pasta

9   láminas de pasta fresca o seca de 5 × 18 cm.

Utilice láminas de pasta fresca, si las hay, o lasagna seca. Corte cada lámina fresca en tiras de 5 cm. Utilice la lasagna seca como viene. Ponga a hervir 1 litro de agua en una olla grande. Sumerja la pasta en el agua hirviendo y cocínela hasta que ablande. La pasta fresca estará lista a los 2 ó 3 minutos y la seca a los 6 ó 7 minutos. Escúrrala y póngala en un recipiente con agua fría hasta cuando la vaya a utilizar. Escúrrala de nuevo antes de armar el plato.

Relleno

1   cucharada de hierba italiana
2   cucharaditas de pimienta negra
1   cucharada de aceite de oliva
1   cucharada de aminoácido líquido Braggs
1   berenjena grande o dos medianas cortadas en tajadas de $1/2$ cm (aproximadamente 18 rodajas), no utilice los extremos
2   libras de espinaca fresca limpia cortada con las manos y pasada por agua hirviendo (enjuague con agua fría y deje aparte), o dos paquetes de 10 onzas de espinaca congelada (descongele primero)
1   cucharadita de eneldo fresco
1   cucharadita de adobo mixto
$1/2$ cucharadita de paprika
$1/4$ de taza de miga de pan

Mezcle la hierba italiana, 1 cucharadita de pimienta, el aceite y el Braggs. Ponga la berenjena en un recipiente grande y rocíela con la mezcla de aceite. Remueva la berenjena hasta que todas las rodajas queden bien cubiertas. Extienda la berenjena en una lata de hornear y ásela durante 20 minutos o hasta que esté casi blanda. Retírela del horno y déjela enfriar. Ponga la espinaca en un recipiente y añada el eneldo, el adobo mixto y la otra cucharadita de pimienta. En otro recipiente, mezcle la paprika y la miga de pan con la mano (póngase bolsas plásticas en las manos para garantizar la higiene) y ponga la mezcla aparte.

Para armar

Engrase ligeramente con aceite de oliva o ghee una bandeja de 16 × 16 cm. Ponga en el fondo tres tiras de pasta. Ponga la mitad de la berenjena, formando una capa, encima de la pasta. Extienda la mitad del pesto sobre la berenjena. Ponga la mitad de la espinaca sobre el pesto y, si lo desea, cubra con queso rallado. Ponga otras tres tiras de pasta encima y presione con los dedos. Extienda el resto de la berenjena, el pesto y la espinaca de la misma forma. Ponga el resto de la pasta sobre la espinaca, aplicando presión con las puntas de los dedos. Esparza aceite de oliva o ghee encima de la lasagna, rocíe con la paprika y la miga de pan. Cubra con papel parafinado y de aluminio. Hornee a 350 grados durante 30 minutos. Sirva con la salsa de tomates asados.

SALSA DE TOMATES ASADOS

Rinde un cuarto de galón

12	tomates pequeños lavados y con un corte pequeño en X en la parte de encima. Corte los extremos.
$^1/_4$	de taza de aceite de oliva
1	cucharadita de pimienta negra
4	ramas de romero fresco sin el tallo
1	cucharada de albahaca seca
1	cucharadita de tomillo seco
1	cucharada de vinagre balsámico

Para asar los tomates: Revuelva los tomates con los otros ingredientes en un recipiente hondo y después colóquelos en una lata de hornear. Hornee a 350 grados durante 20 ó 30 minutos o hasta que los tomates estén blandos y se puedan pelar fácilmente. Déjelos enfriar y retire la cáscara. Rompa los tomates con la mano y deseche las semillas. Ponga los tomates en un colador para que pueda recoger el jugo en un recipiente. Déjelos escurrir.

1	cucharada de ghee o aceite de oliva
$^1/_2$	cucharadita de hojuelas de ají rojo
1	cucharadita de pimienta negra
2	tazas de puerro o chalotes picados

Ponga el ghee y las especias en una olla con capacidad para 4 litros, precalentada; agregue los puerros y saltee hasta que ablanden. Añada los tomates y cocine a fuego muy lento durante 30 minutos o una hora. Añada los ingredientes, salvo el perejil y la albahaca, mientras se cocina la salsa.

$^1/_2$	taza de pimiento rojo asado, fresco o enlatado, picado
1	cucharadita de vinagre balsámico
$^1/_4$	de taza de perejil fresco picado
$^1/_2$	taza de albahaca fresca, cortada en tiras delgadas

Retire del fuego, añada el perejil y la albahaca y haga un puré con un batidor manual.

COCIDO DE GARBANZOS Y HABICHUELAS

1	taza de garbanzos dejados en remojo durante la noche.

Ponga los garbanzos en una olla sopera. Llene la olla con agua hasta 5 centímetros por encima de los garbanzos. Ponga a hervir y deje cocinar los garbanzos hasta que hayan ablandado pero no demasiado. Agregue más agua si es necesario para continuar hirviendo a fuego alto. Escurra los garbanzos y déjelos a un lado. Deseche el líquido.

1 cucharadita de ghee o aceite de oliva
1 taza de puerros picados
1 cucharadita de pimienta negra
1 cucharadita de aminoácido líquido Braggs o salsa Tamari
2 tazas apretadas de habichuelas sin las puntas, cortadas en trozos
1 cucharadita de albahaca seca
1 cucharadita de orégano
1 cucharadita de eneldo seco
$^1/_2$ taza de caldo de verduras
$1^1/_2$ tazas de tomates frescos cortados en cuadritos o tomates orgánicos enlatados
2 tazas de garbanzos cocidos

Caliente el ghee o el aceite de oliva en una olla panda y agregue los puerros. Añada la pimienta y el Braggs. Cocine a fuego lento durante dos minutos. Después agregue las habichuelas y las especias. Añada $^1/_4$ de taza de caldo de verduras y cocine a fuego lento durante 3 ó 4 minutos. Añada los tomates, los garbanzos y el resto del caldo de verduras. Cocine a fuego lento hasta que las habichuelas estén blandas. La mayor parte del líquido será absorbido.

ZANAHORIAS ASADAS CON ROMERO FRESCO

1 cucharadita de ghee o aceite de oliva
1 cucharadita de curry en polvo
1 cucharadita de eneldo seco
1 cucharadita de nuez moscada
1 cucharada de hojas frescas de romero sin el tallo y cortadas gruesas

1   cucharadita de aminoácido líquido Braggs o salsa
     Tamari
6   zanahorias grandes, peladas y cortadas en cubos de
     2 cm

Mezcle todo, exceptuando las zanahorias, en un recipiente hondo grande. Añada las zanahorias y revuelva con las manos hasta que queden bien cubiertas. Extienda las zanahorias en una lata engrasada y hornee a 350 grados durante unos 20 minutos, hasta que ablanden.

SORBETE DE QUESO DE SOYA Y FRAMBUESAS

1   bolsa de 10 onzas de frambuesas congeladas (orgánicas)
1   bolsa de 10 onzas de fresas congeladas (orgánicas)
1   cartón de 12 onzas de Mori Nu o queso de soya cremoso
       bajo en grasa, firme o extra firme.
$^1/_4$ de taza de miel de arce
1   cucharadita de extracto de vainilla
$^1/_4$ de cucharadita de clavos de olor
       Hojuelas de coco tostadas
       Almendras en láminas tostadas

Ponga las frutas en el procesador de alimentos y pulse hasta que estén casi suaves. Añada el queso de soya y continúe procesando hasta que obtenga un puré. Agregue la miel de arce, la vainilla y los clavos. Continúe procesando hasta conseguir una textura suave. Retire del procesador y ponga la mezcla en platos hondos de postre. Adorne con las hojuelas de coco y las almendras tostadas. Guarde la cantidad sobrante en el congelador.

COCINA MEXICANA

Sopa de tortilla con aguacate y cilantro

Enchiladas de fríjoles negros y batata

Arroz español

Salsa de mango y tomate

Flan de vainilla con miel de arce

SOPA DE TORTILLA CON AGUACATE Y CILANTRO

2 cucharaditas de ghee
1 taza de puerros picados
1 cucharadita de aminoácido líquido Braggs o salsa Tamari
1 cucharadita de pimienta negra
$^1/_2$ cucharadita de hojuelas de ají rojo
1 cucharadita de ají en polvo (suave)
1 cucharadita de comino
1 taza de zanahorias cortadas en trozos medianos
$^1/_2$ taza de pimiento verde picado
4 tazas de caldo de verduras
1 taza de maíz, fresco o congelado (orgánico)
$^1/_4$ de taza de pimiento rojo fresco o de tarro, cortado
2 tortillas de maíz cortadas en tiras delgadas de dos centímetros
1 taza de aguacate fresco cortado en cuadros
$^1/_4$ de taza apretada de cilantro picado
Varias ramas de cilantro con el tallo (para adornar)

Caliente 1 cucharadita de ghee en una olla sopera. Agregue los puerros y después el Braggs, la pimienta y las demás especias. Saltee durante 1 minuto. Después agregue las zanahorias y el pimiento verde. Saltee durante 2 minutos y luego agregue $^1/_2$ taza de caldo de verduras. Cocine a fuego lento durante 4 ó 5 minutos. Añada el maíz, el pimiento asado y el resto del caldo. Cocine a fuego lento hasta que las zanahorias estén casi blandas. En una sartén pequeña, caliente la cucharadita restante de ghee y añada las tortillas. Sofría rápidamente las tortillas hasta que estén crujientes. Retírelas del fuego y mézclelas con la sopa junto con el cilantro picado. Divida el aguacate en partes iguales para cada plato. Sirva la sopa sobre el aguacate y adorne con las ramas de cilantro.

ENCHILADAS DE FRÍJOLES NEGROS Y BATATA

1	taza de fríjoles negros dejados en remojo desde el día anterior, o una lata de 12 onzas de fríjoles negros orgánicos
2	tazas de batatas peladas y cortadas en cuadritos
1	cucharadita de ghee
1	taza de puerros picados
1	cucharadita de pimienta negra
$^1/_2$	cucharadita de hojuelas de ají rojo
1	cucharada de aminoácido líquido Braggs o salsa Tamari
1	taza de espinacas o acelgas picadas
$^1/_2$	cucharadita de canela
1	cucharadita de orégano
1	cucharadita de comino
	Caldo de verduras
$^1/_4$	taza de cilantro picado sin tallos

Si utiliza fríjoles secos, póngalos en una olla de 3 ó 4 litros y cúbralos por lo menos con 8 centímetros de agua. Cocínelos durante 1 hora aproximadamente, hasta que ablanden. Reponga el agua a necesidad. Escurra los fríjoles cuando estén listos. Ponga a hervir 2 litros de agua, añada las batatas y déjelas hervir durante 5 minutos hasta que ablanden. Escúrralas y resérvalas

En una olla panda, caliente el ghee y añada los puerros, la pimienta, las hojuelas de ají y el Braggs. Cocine a fuego lento durante 2 ó 3 minutos. Baje el fuego y añada los fríjoles y las batatas previamente cocidos. Cocine a fuego lento. Agregue algo de caldo de verduras en caso de que la mezcla se seque demasiado. Añada las hojas verdes sin dejar de cocinar. Añada las especias restantes. Con un tenedor, aplaste suavemente los ingredientes mientras se cocinan. Agregue el cilantro y retire la olla del fuego. Déjela aparte.

SALSA PARA ENCHILADA

Puede comprar una salsa orgánica para enchiladas de buena calidad en una tienda naturista, o prepararla de la forma siguiente:

1	cuharadita de ghee
1	taza de puerros o cebolla
1	cucharadita de pimienta negra
1	cucharadita de aminoácido líquido Braggs o salsa Tamari
3	tazas o 5 tomates medianos picados (sin cáscara y sin semillas si lo prefiere)
1	cucharadita de comino
1	cucharadita de semillas de cilantro
2	cucharaditas de ají en polvo
1	taza de jugo de tomate o caldo de verduras
1	paquete de 12 tortillas de maíz

Caliente el ghee en una olla para saltear; añada los puerros o las cebollas, la pimienta y el Braggs. Cocine a fuego lento durante 2 ó 3 minutos. Cuando comiencen a dorar, añada los tomates y el resto de las especias. Agregue lentamente el jugo y continúe cocinando durante 20 a 30 minutos hasta que se reduzca el jugo. Pase la mezcla por la licuadora o utilice una batidora manual para hacer puré. La salsa debe quedar suave y un poco espesa. Caliente las tortillas en una sartén, una por una. Ponga un poco de salsa en una olla panda y sumerja las tortillas calientes por lado y lado. Ponga las tortillas untadas de salsa en una lata de hornear engrasada. Rellene las tortillas y enróllelas, doblando las puntas. Vierta la salsa restante sobre las tortillas y hornéelas tapadas a 350 grados durante 20 a 30 minutos. Puede agregar también queso de leche o de soya si desea. Adorne con cilantro fresco picado.

ARROZ ESPAÑOL

1	taza de arroz basmati orgánico, lavado
2	tazas más 1 cucharada de caldo de verduras
1	cucharadita de ghee
$^1/_2$	taza de puerros o cebollas
$^1/_2$	cucharadita de pimienta negra
1	cucharadita de aminoácido líquido Braggs o salsa Tamari
1	cucharadita de paprika
1	cucharadita de ají en polvo
1	cucharadita de comino
$^1/_2$	taza de maíz fresco u orgánico congelado (descongele primero)
$^1/_2$	taza de arvejas frescas u orgánicas congeladas (descongele primero)

Combine el arroz con las 2 tazas de caldo y cocine en la olla arrocera o en la estufa hasta que el arroz ablande. Caliente el ghee en una olla para saltear. Agregue los puerros, la pimienta y el Braggs hasta que los puerros doren ligeramente. Añada las especias restantes, el maíz, las arvejas y la cucharada de caldo de verduras. Cocine a fuego lento durante 1 minuto. Añada la paprika y revuélvala con el arroz.

SALSA DE MANGO Y TOMATE

1	taza de mango o papaya en cubos
$^1/_4$	de taza de jugo de naranja o de manzana

$^1/_4$ de taza suelta de cilantro picado
$^1/_4$ de taza de puerros (o cebolla verde) picados (saltee ligeramente los puerros primero)
1   cucharada de jugo de limón
1   cucharada de miel de arce
1   cucharadita de semillas de cilantro
$^1/_2$ cucharadita de condimentos mixtos
$^1/_2$ cucharadita de canela
$^1/_2$ cucharadita de nuez moscada
$^1/_2$ cucharadita de cardamomo triturado
$^1/_2$ cucharadita de pimienta roja de cayena triturada

Combine todo, ponga la mezcla en la nevera para que enfríe y después sirva.

FLAN DE VAINILLA CON MIEL DE ARCE

12   onzas de queso de soya cremoso bajo en grasa, firme o extra firme
$^1/_4$ de taza de miel de arce
2   cucharaditas de extracto de vainilla
2   cucharaditas de arrurruz en polvo
     Una pizca de clavo
6   cucharaditas de azúcar moreno
6   cucharaditas de miel de arce

Licúe o pase por el procesador los primeros cinco ingredientes hasta lograr una mezcla suave. Engrase 6 platos para hornear. Divida la mezcla de queso de soya en los 6 platos y hornee a 350 grados durante 15 minutos. Retire del horno y espolvoree encima una cucharadita de azúcar y vierta 1 cucharadita de miel de arce. Devuelva al horno durante 5 minutos o hasta que el flan haya dorado. Sirva caliente.

COCINA FRANCESA

Crema de espárragos

Torta de espinacas, puerros y patatas

Almondine de habichuelas cocidas

Acelga y rúgula con aderezo de limón y estragón

Peras cocidas con moras

CREMA DE ESPÁRRAGOS

2   cucharaditas de ghee

2   puerros grandes picados

1   cucharadita de pimienta negra

1   cucharadita de aminoácido líquido Braggs o salsa Tamari

$^1/_4$ de libra de patatas de cáscara blanca peladas y cortadas en cuadros

1   cucharada de estragón

1   cucharadita de tomillo

$^3/_4$ de libra de espárragos (desechar los primeros 3 centímetros de la base) cortados en trozos de 2 centímetros

4-6 tazas de caldo de verduras para cubrir las patatas en la olla

$^1/_2$ cucharadita de nuez moscada

2   cucharadas de perejil picado

Caliente el ghee en una olla grande. Saltee los puerros y añada la pimienta y el Braggs. Cocine un poco más a fuego lento. Agregue las patatas, el estragón y el tomillo. Saltéelos hasta que doren las patatas. Añada los trozos de espárragos y cubra con el caldo de verduras. Cocine a fuego lento hasta que ablanden las patatas. Con una licuadora manual o corriente, o en el procesador, licúe hasta lograr una crema suave. Adorne la sopa con nuez moscada y perejil.

Torta de espinacas, puerros y patatas

Base

$1^1/_2$ tazas de harina blanca orgánica o harina de trigo integral para pastelería

$^1/_2$ cucharadita de sal

$^1/_2$ taza de mantequilla (o margarina de soya) helada y cortada en trocitos

1 cucharadita de jugo de limón o vinagre

$^1/_2$ taza de agua helada

Ponga la cuchilla en S del procesador de alimentos. Ponga la sal y la harina en el fondo del procesador. Encienda la máquina y comience a agregar los pedazos de mantequilla poco a poco. Cuando haya agregado toda la mantequilla, oprima "pulse" y mezcle hasta que la masa parezca una pasta gruesa. Añada el jugo de limón y pulse 3 ó 4 veces. Con el procesador prendido vierta lentamente el agua sobre la mezcla hasta que se forme una masa dura. Ponga la masa sobre un mesón enharinado. Amase y forme un disco plano. Con el rodillo, extienda la masa en forma pareja. Póngala luego en una lata para tarta de 20 centímetros. Con los dedos, presione la masa hacia los bordes y levante un reborde de 1 centímetro contra la pared de la lata. Ponga la masa en la nevera hasta que la tarta esté lista para armar.

Relleno

2 cucharaditas de ghee o aceite de oliva

4 patatas de cáscara roja medianas, cortadas en rodajas muy delgadas

2 puerros grandes cortados en rodajas delgadas

1 cucharadita de pimienta negra

1 cucharadita de albahaca seca

1 cucharadita de salvia seca

2   cucharaditas de aminoácido líquido Braggs o salsa
     Tamari
4   tazas apretadas de espinaca, orgánica, o un paquete de
     10 onzas de espinacas congeladas picadas (descongele
     previamente)
1   cucharadita de eneldo seco
1   cucharadita de mejorana seca
1   paquete de 10 onzas de queso de soya cremoso bajo en
     grasa, firme o extra firme
$^1/_4$ - $^1/_2$ taza de caldo de verduras
1   cucharada de arrurruz disuelto en 1 cucharada de agua

Caliente 1 cucharadita de ghee en una sartén grande para saltear. Saltee ligeramente las patatas hasta que doren por ambos lados. Retírelas y déjelas a un lado. Caliente otra cucharadita de ghee en la sartén y saltee los puerros con la pimienta, la albahaca, la salvia y 1 cucharadita de Braggs. Trate de que los anillos de puerro no se desbaraten. Saltee hasta que doren. Retírelos de la sartén y déjelos a un lado. Si utiliza espinaca fresca, caliente nuevamente la sartén y saltee las espinacas hasta que se marchiten. Retírelas del fuego y póngalas en un recipiente grande. Añada las hierbas y mezcle suavemente. En la licuadora, licúe el queso de soya, agregando el caldo lentamente. Añada el arrurruz disuelto y la cucharadita restante de Braggs. Licúe hasta obtener una consistencia suave. Si la mezcla está demasiado espesa, agregue un poco más de caldo. Añada $^1/_2$ taza de la mezcla de queso de soya a la espinaca y revuelva bien.

Para armar la tarta: Ponga los puerros dorados en el fondo de la base refrigerada. Extienda una capa de la mezcla de espinaca sobre los puerros. Vierta la mezcla de queso de soya sobre la espinaca. Esta capa debe apenas cubrir las espinacas y tener un espesor de $^1/_2$ centímetro. Guarde la mezcla sobrante para otra ocasión. Ponga las patatas encima, formando un diseño circular o rectangular. Espolvoree paprika, eneldo y nuez moscada sobre la tarta para darle color. Hornee a 350 grados durante 35 minutos o hasta que al insertar un cuchillo éste salga limpio y las patatas estén doradas.

ALMONDINE DE HABICHUELAS COCIDAS

1	cucharadita de ghee
2	puñados grandes de habichuelas frescas orgánicas
1	cucharadita de comino
1	cucharadita de vinagre balsámico
$^1/_4$	de taza de almendras tajadas y tostadas en el horno
	Caldo de verduras

Caliente el ghee en una sartén para saltear y agregue las habichuelas. Añada el comino y siga cocinando a fuego lento. Si las habichuelas se secan demasiado, añada 1 cucharadita de caldo de verduras. Cocine hasta que las habichuelas estén casi blandas. Justo antes de servir, añada el vinagre balsámico y revuelva bien. Espolvoree las almendras sobre cada porción o en la bandeja de servir.

ACELGA Y RÚGULA CON ADEREZO DE ESTRAGÓN Y LIMÓN

1	atado de acelga de tallo rojo, lavada
1	taza de rúgula lavada sin tallos
$^1/_4$	de taza de caldo de verduras
2	cucharadas de aderezo de estragón y limón

Caliente una paila seca y saltee la acelga y la rúgula hasta que se marchiten. Agregue caldo solamente si la paila está muy caliente y las hojas comienzan a dorar. Añada el aderezo de estragón y limón.

ADEREZO DE ESTRAGÓN Y LIMÓN

$^1/_4$	de taza de perejil picado
1	cebolla verde picada
$^1/_4$	de taza de jugo de limón
1	cucharadita de mostaza de Dijon
1	cucharada de estragón

2   cucharadas de miel de arce
1   cucharadita de aminoácido líquido Braggs
$^1/_4$ de taza de jugo de manzana
$^1/_4$ de taza de aceite de oliva

Combine todo, salvo el aceite, en la licuadora. Agregue lentamente el aceite con la licuadora encendida. Licúe hasta que el aderezo espese ligeramente

PERAS COCIDAS CON MORAS

1   taza de concentrado de jugo de manzana orgánico
2   peras Bosc o d'Anjou cortadas por la mitad, peladas y descorazonadas
$^1/_2$ cucharadita de clavos enteros
2   astillas de canela
1   cucharada de jugo de limón
2   cucharadas de arándanos rojos secos
1   paquete de 10 onzas de moras orgánicas congeladas *o* 1 caja de moras frescas
1-2 cucharadas de miel de arce
     Canela o nuez moscada para adornar

Caliente el concentrado de jugo de manzana en una sartén. Añada las peras, los clavos, las astillas de canela, el jugo de limón y los arándanos. Cocine a fuego lento hasta que las peras ablanden. Si el líquido se reduce y las peras quedan descubiertas, añada más jugo de manzana o agua para que siempre estén sumergidas. En otra sartén precalentada, saltee las moras. Baje el fuego para que las moras se deshagan y hagan jugo. Añada un poco de jugo de manzana para hacer más líquido si es necesario. Agregue la miel de arce justo antes de servir, calculando la cantidad según el ácido de las moras. Para servir: retire las peras del líquido (guárdelo para otra ocasión). Ponga una pera en el centro del plato de postre individual. Vierta encima las moras con algo de su jugo. Para adornar, espolvoree canela o nuez moscada.

COCINA DE BRISTO AMERICANO

Sopa de zanahoria con cilantro

Rissotto asado de cebada y verduras

Chutney de arándanos rojos y batata

Ensalada de hojas verdes orgánicas con vinagreta de manzana

Mousse de queso de soya con cocoa y praline de almendras

SOPA DE ZANAHORIA CON CILANTRO

1	cucharadita de ghee
1	taza de puerros picados
1	cucharada de jengibre fresco picado
1	cucharadita de pimienta negra
$^1/_2$	cucharadita de hojuelas de ají rojo
1	cucharada de aminoácido líquido Braggs o salsa Tamari
3	tazas de zanahorias cortadas en cuadros
$^1/_4$	de taza de uvas pasas amarillas
2	cucharadas de semillas de cilantro secas
1	cucharadita de comino
1	cucharadita de asafétida
4-5	tazas de caldo de verduras
1	cucharadita de jugo de limón
1	taza de leche de coco baja en grasa
2	cucharadas de perejil o cilantro

Caliente el ghee en una olla sopera y añada los puerros y el jengibre. Agregue la pimienta, las hojuelas de ají y 1 cucharadita de Braggs. Agregue las zanahorias y las uvas pasas. Saltee durante 2 ó 3 minutos. Añada las semillas de cilantro, el comino, la asafétida y el resto del Braggs. Continúe salteando durante 3 a 5 minutos hasta que dore ligeramente. Si la mezcla se seca demasiado, añada un poco de caldo. Agregue el caldo de verduras hasta cubrir y deje hervir la sopa. Cocine hasta que las zanahorias ablanden. Pase la sopa por el procesador o una licuadora manual. Añada el limón y la leche de coco antes de servir. Adorne con cilantro o perejil fresco picado.

Rissotto asado de cebada y verduras

Cebada

1	cucharadita de ghee o aceite de oliva
3	puerros medianos picados
6-8	tazas de caldo de verduras condimentado con hierbas y puerros
1	cucharadita de aminoácido líquido Braggs o salsa Tamari
1	cucharadita de vinagre balsámico
1	cucharada de albahaca seca
1	cucharadita de pimienta negra
2	tazas de cebada perlada orgánica

En una paila para dorar previamente caliente, ponga el ghee y los puerros. Saltee durante 1 minuto y luego agregue 2 cucharadas de caldo de verduras, el Braggs, el vinagre, la albahaca y la pimienta. Saltee hasta que los puerros estén transparentes. Agregue la cebada. Con una cuchara grande, revuelva la cebada en la paila hasta que dore, sin permitir que se seque demasiado. Agregue $1/_2$ taza de caldo de ser necesario. Saltee hasta que la cebada dore o adquiera color de caramelo. Siga añadiendo $1/_2$ taza de caldo cada vez que se seque la mezcla. Agregue siempre caldo suficiente para cubrir la cebada mientras cocina. Mantenga a mano una tapa durante el proceso de cocción. Mire y revuelva la cebada cada pocos minutos para asegurarse de que hay suficiente líquido en la paila para cubrir la cebada. El proceso tardará unos 30 minutos a fuego rápido.

Verduras asadas

2   zanahorias
2   calabacines
1   berenjena mediana
1   cucharada de aceite de oliva
1   cucharada de aminoácido líquido Braggs o salsa Tamari
1   cucharada de vinagre balsámico
1   cucharadita de pimienta negra
1   cucharada de condimento italiano

Retire las puntas de las zanahorias, los calabacines y la berenjena. Córtelos por la mitad y después en rodajas de 1/2 centímetro. Aparte, combine el aceite, el Braggs, el vinagre, la pimienta y el condimento italiano en una vasija grande. Revuelva con una batidora de alambre. Añada las verduras y recúbralas con la marinada. Extiéndalas sobre una lata engrasada. Áselas en el horno durante 30 minutos a 350 grados. También puede asarlas en una parrilla al aire libre. Retírelas del horno y déjelas enfriar.

Para armar

$^1/_2$ taza de pimientos rojos asados, frescos o de frasco
1   taza de fríjoles blancos cocidos *o* 1 lata (escurridos)
1   cucharada de romero fresco picado
1   cucharada de hierbabuena fresca picada
2   cucharadas de albahaca fresca cortada en tiras delgadas
1   taza de tomates picados
$^1/_4$ de taza de perejil picado

Mientras se cocina la cebada y el líquido se va secando, continúe agregando caldo hasta que la cebada esté blanda al gusto. Tenga cuidado de no cocinarla demasiado. Corte las verduras asadas en trozos de 2 centímetros y añádalas a la paila de la cebada cocida. Añada los pimientos rojos asados y los fríjoles blancos cocidos. Agregue el romero, la hierbabuena y la albahaca a la paila. Revuelva todo. Ponga el rissotto en una bandeja atractiva adornado con perejil fresco picado y tomates. Añada su queso rallado favorito para realzar el sabor.

CHUTNEY DE ARÁNDANOS ROJOS Y BATATA

1	cucharadita de ghee
$^1/_2$	taza de puerros o echalotes picados
1	cucharadita de pimienta negra
1	cucharadita de aminoácido líquido Braggs o salsa Tamari
2	tazas de batata cortada en trozos pequeños
1	taza de arándanos rojos secos
1	lata de concentrado de jugo de manzana orgánico, congelado
$^1/_2$	cucharadita de clavos de olor enteros
3	astillas de canela
$^1/_2$	cucharadita de cardamomo seco
1	cucharada de vinagre balsámico
1	cucharadita de vinagre de cidra de manzana
$^1/_2$	cucharadita de semillas de cilantro

En una paila para saltear, caliente el ghee y los puerros. Saltee durante 1 minuto y después agregue la pimienta, el Braggs y las batatas. Saltee durante 3 ó 4 minutos más. Añada los arándanos y el jugo de manzana. Cuando el concentrado de jugo comience a derretirse, añada los clavos y las astillas de canela. Agregue el cardamomo, el vinagre balsámico, el vinagre de cidra de manzana y las semillas de cilantro cuando se haya derretido el líquido y esté hirviendo. Cocine a fuego lento durante 1 hora. El líquido debe reducirse hasta quedar con una consistencia suave pero espesa.

Sirva caliente o helado.

ENSALADA DE HOJAS VERDES ORGÁNICAS CON VINAGRETA DE MANZANA

1	manzana Granny Smith grande, picada
1	cucharada de jugo de limón en 1/2 taza de agua
$^1/_4$	de taza de almendras tostadas
3	tazas de hojas verdes orgánicas
1	taza de espinaca lavada
$^1/_4$	de taza de queso feta desmoronado
$^1/_2$	taza de tomate "cherry" o tomate pera amarillo
1	taza de brotes de alfalfa o de girasol

Aderezo

1	taza de jugo de manzana
$^1/_4$	de taza de vinagre balsámico
$^1/_4$	de taza de miel de abejas
1	cucharadita de estragón
1	cucharadita de tomillo
2	cucharadas de perejil picado
2	cucharadas de albahaca picada
$^1/_4$	de taza de aceite de oliva

Remoje las manzanas picadas en el agua con limón.

Ponga las almendras en una lata y tuéstelas en el horno durante 20 minutos, o saltéelas ligeramente.

Combine los ingredientes del aderezo en la licuadora, exceptuando el aceite de oliva. Licúe hasta que estén suaves. Añada lentamente el aceite de oliva y licúe hasta que la mezcla comience a espesar.

Ponga las hojas verdes, las manzanas escurridas, el queso feta y los tomates en la ensaladera. Añada el aderezo y revuelva. Sirva la ensalada en una bandeja y adórnela con almendras y brotes de girasol.

Mousse de queso de soya con cocoa y praline de almendras

2   cucharadas de mantequilla sin sal, ghee o aceite de canola (para un postre vegetariano)
2   cucharadas de jugo de manzana
1   taza de trocitos de chocolate semiamargo
2   cucharaditas de extracto de vainilla
12   onzas de queso de soya cremoso bajo en grasa, firme o extra firme
$^1/_4$ de taza de miel de arce
2   cucharaditas de extracto de vainilla
Coco o fruta fresca para adornar

En una olla pequeña, derrita el ghee y el jugo de manzana con los trocitos de chocolate y la vainilla. Revuelva constantemente para que no se queme. Si desea, cocine al baño de María. Cuando haya derretido el chocolate, retire la olla del fuego y revuelva la mezcla hasta conseguir una consistencia cremosa. Déjela a un lado.

En la licuadora o en el procesador de alimentos, combine el queso de soya con la miel y el extracto de vainilla. Licúe a alta velocidad durante 1 minuto. Raspe las paredes y continúe licuando hasta que la mezcla quede suave. Añada el chocolate derretido y continúe licuando hasta que quede suave y bien incorporado. Sirva el mousse con cuchara en platos de postre pequeños o guárdelo en un recipiente hermético para enfriarlo en la nevera.

Praline de almendras

1   cucharada de ghee
2   cucharadas de miel de arce
1   taza de almendras en láminas

Caliente el ghee y la miel de arce en una olla pequeña. Añada las almendras. Revuelva para que queden bien cubiertas y saltéelas hasta que doren. Retírelas del fuego y déjelas enfriar. Adorne el mousse con el praline de almendras y coco o fruta fresca.

COCINA DEL MEDIO ORIENTE

Sopa de lentejas con espinacas

Hummus

Tabbule de quinua

Raita de queso de soya cremoso, cohombro y hierbabuena

Ratatouille

Triángulos de pasta filo con nueces de nogal y miel de arce

SOPA DE LENTEJAS CON ESPINACAS

1	cucharadita de ghee
$^1/_2$	cucharadita de hojuelas de ají rojo
3	dientes de ajo (opcionales)
1	cucharadita de jengibre
2	tazas de puerros o cebollas
$^1/_2$	cucharadita de pimienta negra
1	cucharadita de romero fresco picado
1	cucharada de aminoácido líquido Braggs o salsa Tamari
$^1/_2$	taza de trigo
1	cucharadita de comino
$^1/_2$	cucharadita de condimentos mixtos
1	taza de lentejas escogidas y lavadas
5	tazas de caldo de verduras
2	hojas de laurel

2   cucharadas de pasta de tomate
4   tazas de espinaca fresca picada

Caliente el ghee en una olla sopera y añada las hojuelas de ají rojo, el ajo, el jengibre y los puerros. Agregue la pimienta, el romero y el Braggs. Saltee durante 2 ó 3 minutos. Añada el trigo y saltéelo hasta que dore. Añada el comino y los condimentos mixtos y cocine a fuego lento. Agregue las lentejas lavadas, el caldo y las hojas de laurel. Deje hervir la sopa. Añada la pasta de tomate y baje el fuego. Cocine a fuego lento hasta que las lentejas ablanden. Agregue la espinaca y cocine apenas hasta que se marchite. Sirva en platos individuales sobre el siguiente aderezo:

$^1/_4$ de taza de perejil fresco picado
2   tazas de tomates picados
2   dientes de ajo fresco picados finos (opcional)

Mezcle el perejil, los tomates y el ajo (opcional) y póngalos en los platos. Vierta la sopa encima.

HUMMUS

$^1/_4$ de taza de perejil picado
1   cebolla verde grande picada, *o* 1 cucharada de puerros picados
2   cucharaditas de ajo picado fino, *o* 1 cucharadita de ajo en polvo
1   taza de garbanzos remojados desde la noche anterior y cocidos blandos
2   cucharadas de tahini
2   cucharadas de jugo de limón
2   cucharaditas de aminoácido líquido Braggs o salsa Tamari
1   cucharadita de comino

$^1/_4$ de cucharadita de pimienta de cayena
1   cucharadita de eneldo seco

Ponga el perejil, la cebolla verde y el ajo en el procesador de alimentos y píquelos. Añada el resto de los ingredientes y procese hasta formar una mezcla suave. Añada jugo de limón y/o especias al gusto. El hummus debe tener una consistencia suelta pero formar una masa uniforme.

TABBULE DE QUINUA

1   taza de quinua
2   tazas de agua hirviendo
1   cucharadita de ghee o de aceite de oliva
$^1/_2$ taza de puerros o cebollas, picados
$^1/_4$ de taza de caldo de verduras
2   tazas de tomates cortados en cuadritos o cualquier combinación de verduras cortadas en cubos pequeños (calabacín, calabaza, zanahoria, batata)
1   taza de garbanzos o fríjoles blancos cocidos
$^1/_4$ de taza de hierbabuena fresca picada
$^1/_2$ taza de perejil italiano fresco picado
2   cucharadas de aceitunas Kalamata picadas, sin pepas

Aderezo

$^1/_4$ de taza de jugo de limón
1   cucharada de aceite de oliva
1   cucharada de vinagre balsámico
1   cucharadita de eneldo seco
$^1/_2$ cucharadita de sal y de pimienta negra
2   dientes de ajo exprimidos *o* 1 cucharadita de ajo en polvo

Ponga a hervir las 2 tazas de agua. Agregue la quinua y tape la olla. Baje el fuego y cocine durante 15 a 20 minutos o hasta que se absorba el líquido. Revuelva con un tenedor, ponga en un recipiente y déjela a un lado. Caliente el ghee o el aceite de oliva en una paila. Agregue los puerros y saltéelos ligeramente. Añada el caldo de verduras cuando la mezcla comience a secarse. Añada 2 tazas de verduras y saltéelas hasta que doren ligeramente. No saltee los tomates. Retire las verduras del fuego y déjelas enfriar. Combine los fríjoles, el perejil, la hierbabuena y las aceitunas con la quinua. Revuelva con las manos para mezclar bien (use bolsas plásticas a manera de guantes). En otro recipiente, mezcle con una batidora de alambre los ingredientes del aderezo y viértalos sobre la mezcla de quinua. Este plato se puede servir caliente con una entrada o puede usarse como relleno para verduras tales como alcachofas, calabacines o calabaza. También es excelente como ensalada fría.

RAITA DE QUESO DE SOYA CREMOSO, COHOMBRO Y HIERBABUENA

6   onzas de queso de soya cremoso, bajo en grasa, firme o extra firme
$^1/_4$ de taza de jugo de limón
1   cucharadita de aminoácido líquido Braggs o salsa Tamari
1   cucharadita de comino
1   cucharadita de eneldo seco
2   cohombros sin semillas, pelados y picados
$^1/_2$ taza apretada de hierbabuena fresca picada
$^1/_4$ de taza apretada de cilantro fresco picado

Ponga el queso de soya, el jugo de limón y el Braggs en la licuadora o el procesador de alimentos. Licúe hasta que la mezcla esté suave. Añada el comino y el eneldo. Retire de la licuadora y ponga la mezcla en un recipiente hondo. Añada el cohombro picado y las hierbas frescas. Si la mezcla está demasiado espesa, añada jugo de manzana o agua para darle consistencia cremosa. También puede utilizar yogurt en lugar de queso de soya.

RATATOUILLE

1	cucharada de ghee o aceite de oliva
2	puerros grandes picados
1	cucharadita de pimienta negra
1	cucharadita de ajo en polvo (opcional)
1	cucharada de aminoácido líquido Braggs
2	cucharaditas de especias italianas
1	berenjena grande, picada en cuadritos
2	calabacines grandes cortados en cubos
3	pimientos rojos y verdes grandes, cortados en cubos
2	tazas de tomates cortados en cuadritos
$1^1/_2$	tazas de caldo de verduras
$^1/_2$	taza de albahaca cortada en tiras finas

Caliente el aceite de oliva en una olla sopera grande y añada los puerros, la pimienta, el ajo, el Braggs y las especias italianas. Agregue la berenjena, el calabacín y los pimientos y saltee durante 4 ó 5 minutos. Agregue los tomates y continúe cocinando a fuego lento. Añada el caldo de verduras cuando la mezcla comience a secarse. El cocido debe hervir a fuego lento durante 20 a 30 minutos. Agregue la albahaca fresca justo antes de servir.

TRIÁNGULOS DE PASTA FILO
CON NUECES DE NOGAL Y MIEL DE ARCE

1	cucharadita de ghee
2	cucharadas de miel de arce
2	tazas de nueces de nogal picadas gruesas
$^1/_4$	de taza de hojuelas de coco
1	cucharadita de canela
12	láminas de pasta filo de trigo integral

$^1/_4$ de taza de ghee o aceite vegetal para engrasar
1   cucharadita de nuez moscada

Caliente el ghee con la miel de arce en una sartén. Agregue las nueces y saltéelas hasta que queden bien impregnadas. Añada las hojuelas de coco y la canela. Siga mezclando hasta que todo quede bien impregnado.

Corte una lámina completa de pasta filo en tiras de $^1/_2$ centímetro. Esparza delicadamente el ghee sobre las láminas con una brocha de pastelería. (También puede utilizar aceite vegetal atomizado en lugar del ghee para engrasar ligeramente las láminas.) Apile cuatro tiras unas encima de otras. Ponga parte de la mezcla de almendra en la esquina de la pasta filo.

Doble en forma de triángulo empezando por la esquina y hasta que tenga la forma deseada. Pónga los triángulos sobre una plancha para hornear engrasada y esparza un poco de ghee sobre ellos y salpíquelos con nuez moscada. Hornee a 350 grados por 10 ó 15 minutos, o hasta que doren.

Agradecimientos

Existen muchas personas que han contribuido a nuestro sueño colectivo que está tranformando nuestra visión de la salud, el envejecimiento y la vida como tal. Les agradecemos a todos ustedes desde el fondo del corazón por recordarnos periódicamente nuestro propósito esencial.

Quisiéramos agradecerles particularmente a: Carolyn Rangel, Nan Johnson, Jennifer Pugh, Nicolette Martin, Jenny Hatheway, Roger Gabriel, Dennis Sugioka, Jude Hedlund, Sara Kelly, Veronique Franceus, Brent Becvar, Chantal Kovatch, Debbie Myers, y al equipo talentoso del Centro Chopra para el Bienestar y de MyPotential.

Leanne Backer, por desarrollar nuestro menú para revertir el envejecimiento, y por su poder de transformar la comida en amor.

Peter Guzzardi, nuestro magnífico editor, a quien tanto debemos.

También quisiéramos agradecer a nuestras familias que con su amor y apoyo nos permitieron terminar este trabajo: Rita Chopra, Mallika Chopra, Sumant Mandal, Gautama Chopra, Pamela Simon, Max Simon y Sara Simon.

Si desea obtener mayor información sobre el programa para rejuvenecer y vivir más tiempo, visite la página web
www.chopra.com